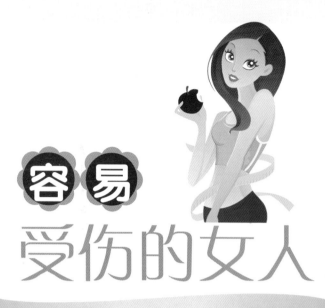

# 容易
## 受伤的女人
### ——常见妇科病的防治与食疗

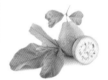 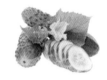 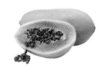

总策划 杨建峰　主编 柴瑞震

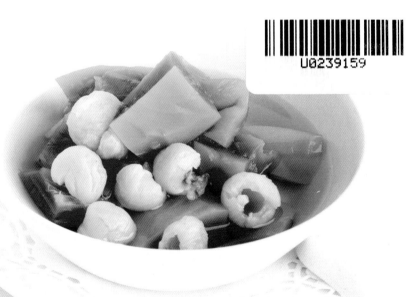

江西科学技术出版社

# 图书在版编目（CIP）数据

容易受伤的女人：常见妇科病的防治与食疗 / 柴瑞震主编.— 南昌：江西科学技术出版社，2014.4

ISBN 978-7-5390-5027-0

Ⅰ.①容…　Ⅱ.①柴…　Ⅲ.①妇科病—常见病—防治②妇科病—常见病—食物疗法　Ⅳ.①R711②R247.1

中国版本图书馆CIP数据核字（2014）第045669号

国际互联网（Internet）地址：

http：//www.jxkjcbs.com

选题序号：KX2014023

图书代码：D14035-101

## 容易受伤的女人：常见妇科病的防治与食疗　　　　柴瑞震主编

| | |
|---|---|
| 出　　版 | 江西科学技术出版社 |
| 社　　址 | 南昌市蓼洲街2号附1号 |
| | 邮编：330009　　电话：（0791）86623491　　86639342（传真） |
| 印　　刷 | 北京新华印刷有限公司 |
| 总 策 划 | 杨建峰 |
| 项目统筹 | 陈小华 |
| 责任印务 | 高峰　苏画眉 |
| 设　　计 | 松雪图文　王进 |
| 经　　销 | 各地新华书店 |
| 开　　本 | 787mm×1092mm　1/16 |
| 字　　数 | 260千字 |
| 印　　张 | 16 |
| 版　　次 | 2014年6月第1版　　2014年6月第1次印刷 |
| 书　　号 | ISBN 978-7-5390-5027-0 |
| 定　　价 | 28.80元（平装） |

赣版权登字号-03-2014-80

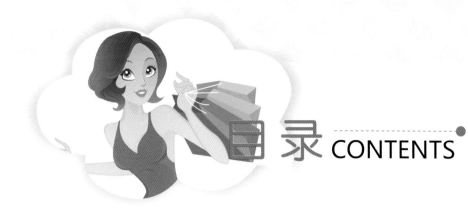

# 目录 CONTENTS

## Part 1 子宫病了，女人这朵花也就枯萎了
## 子宫常见病症的防治与食疗

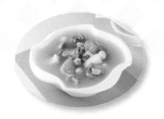
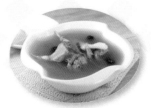
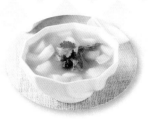

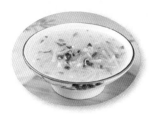
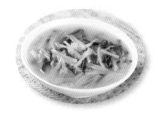
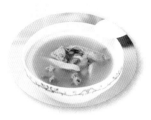

# Part 2 乳房病了，受损的不仅仅是外在美丽
# 乳房常见病症的防治与食疗

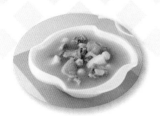
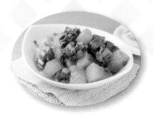
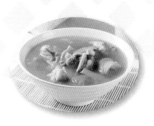

## Part 3 阴道病了，女人的幸福就会大打折扣
### 阴道常见病症的防治与食疗

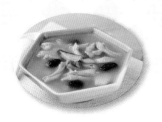
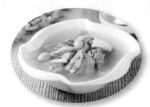
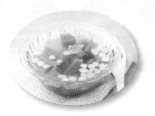

## Part 4 卵巢病了，就不能孕育健康宝宝了
## 卵巢常见病症的防治与食疗

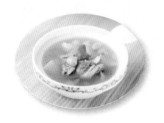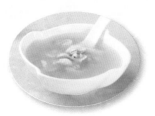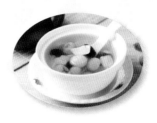

**Part 5** 月经病了，每个月都难免受一次折磨
# 月经常见病症的防治与食疗

🍃 **月经失调**

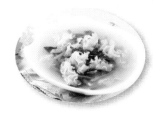
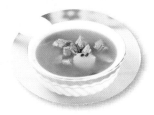
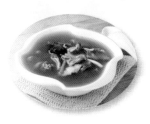

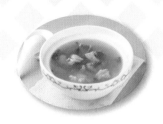
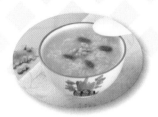
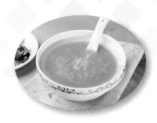

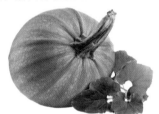

# Part 6

怀孕不顺利，女人生命中不能承受之重
## 常见怀孕病症的防治与食疗

🍃 **自然流产**

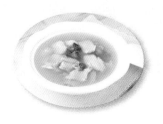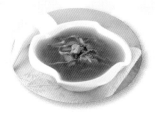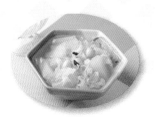

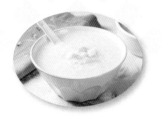
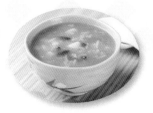
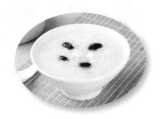

# Part 7 女性性病，并不是羞于启齿的秘密
# 常见女性性病的防治与食疗

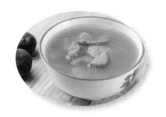
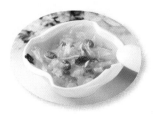
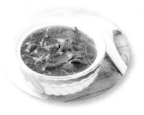

## Part 8 别不好意思，女人也会性功能障碍
## 常见女性性功能障碍的防治与食疗

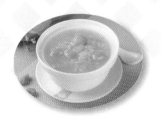
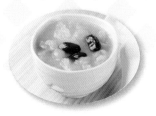
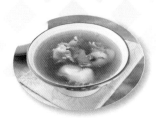

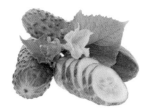

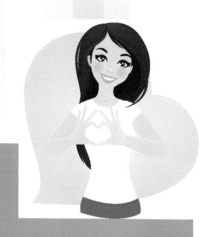

# Part 1

## 子宫病了，女人这朵花也就枯萎了

# 子宫常见病症的
# 防治与食疗

　　子宫是产生月经和孕育胎儿的器官，位于骨盆腔中央，在膀胱与直肠之间。是胎儿生长和发育的场所。正常子宫稍向前弯曲，前壁俯卧于膀胱上，与阴道几乎成直角，位置可随膀胱与直肠充盈程度的不同而改变。子宫壁由外向内依次为浆膜、肌层及黏膜（即内膜）三层。由于子宫特殊的解剖结构，所以比较容易受到病菌的侵袭，或者发生特异性变化，例如宫颈炎、子宫肌瘤、子宫脱垂等。面对这些疾病，女性朋友要怎么应对呢？本章就为您介绍关于子宫的养护方法。

# 宫颈炎

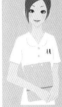

子宫颈位于子宫下部，是阴道与外界相连的通道，是生殖生理功能和分泌功能的重要器官，也是防止病原体进入子宫腔的重要防线。宫颈炎是育龄妇女的常见病，有数据表明，我国35%的女性患有宫颈炎，而在有过性经历的女性中，60%以上患有宫颈疾病，宫颈炎正向着年轻化的趋势发展。宫颈炎临床上分为急性和慢性两种，其中以慢性宫颈炎为多见。

## 症状

①急性宫颈炎：主要症状表现为宫颈充血，水肿，有触痛，白带增多、呈脓性，伴腰痛，下腹不适，有时体温升高。

②慢性宫颈炎：是妇科疾病中最为常见的一种疾病。经产妇女较为多见。临床主要表现为白带增多，呈乳白色或微黄色，或为黏稠状脓性，有时为血性或夹杂血丝；或性交出血，伴有外阴瘙痒，腰骶部疼痛，经期有所加重。慢性宫颈炎多由急性炎症发展而来，病原体隐藏于宫颈黏膜内形成慢性炎症，常见于分娩、流产或手术损伤宫颈后，由于病原体侵入而引起感染。主要的病原体为葡萄球菌、链球菌、大肠埃希杆菌及厌氧菌。其妇科检查可见宫颈不同程度的糜烂、肥大或有息肉。

## 病因

①机械性刺激或损伤：在已知患者中，半数以上患病原因与性生活有关系，自然或人工流产、诊断性刮宫、分娩都可造成子宫颈损伤而导致炎症。

②病原体的侵袭：常见病原体为支原体、衣原体、葡萄球菌。

③化学洗剂的滥用：很多女性为了达到清洁目的，使用高浓度的酸性或碱性溶液冲洗阴道，或在阴道置入腐蚀性药品，均可破坏阴道、宫颈组织，迫使阴道与宫颈内的pH值改变，内环境被打破，病原体伺机侵袭，隐藏其中，最终导致炎症的发生。

④阴道异物并感染：调查显示，宫内放置节育器的女性更容易患上宫颈炎，且放置时间越长，损伤程度越大。因此，女性要特别注意避免这些致病因素，并定期到医院进行检查。

## 危害

①引起女性不孕。
②上行引起子宫内膜炎，蔓延引起盆腔炎，波及泌尿系统。
③宫颈炎可使组织变化，弹性下降，导致产程不顺利。
④是引起宫颈癌的可疑信号之一。

# 黄瓜拌绿豆芽

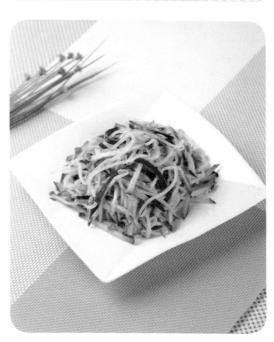
清热解毒、利尿消炎

- **原料** 黄瓜200克，绿豆芽80克，红椒15克
- **调料** 盐、鸡粉各2克，陈醋4毫升，香油、食用油各适量，蒜末、葱花各少许

- **做法**

①将黄瓜洗净，切丝；绿豆芽洗净；红椒洗净，切丝；向锅中注入适量清水烧开，加入食用油、绿豆芽、红椒，煮约半分钟至熟。
②把绿豆芽和红椒捞出，沥干水分，装入碗中，再放入黄瓜丝、盐、鸡粉、蒜末、葱花、陈醋、淋入香油，搅拌均匀至入味即可。

# 红花白菊粥

活血祛瘀、清热消炎

- **原料** 红花8克，菊花10克，水发大米150克

- **调料** 白糖5克

- **做法**

①大米洗净，用清水浸泡半小时；取一砂锅，往砂锅中注入适量清水烧开，倒入洗好的大米，搅散，小火煮至熟透。
②揭盖，放入红花和洗净的白菊花，用小火煮约3分钟，直至锅中药材析出有效成分。
③加入适量白糖，续煮片刻，至白糖完全溶化即可。

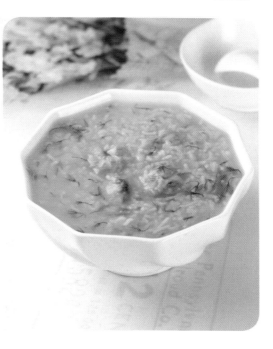

清热利湿、止带消炎

# 薏米红枣荷叶粥

● 原料　水发大米130克，水发薏米80克，红枣20克，枸杞10克，干荷叶8克

● 调料　冰糖10克

● 做法

①将大米、薏米洗净，浸泡半小时；红枣、枸杞、干荷叶洗净；向砂锅中加入适量清水烧开，放入洗净的干荷叶，小火煮约15分钟，捞出荷叶，去除杂质。

②倒入洗净的大米、薏米、红枣、枸杞，搅匀，煮至沸腾后，转小火续煮至食材熟透。

③放入适量冰糖，煮至冰糖完全溶化即可。

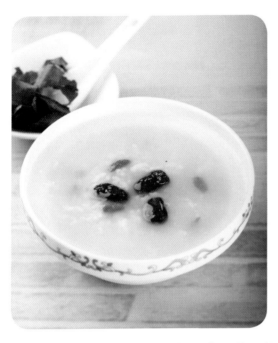

滋阴养血、败毒抗癌

# 茯苓红枣粥

● 原料　水发大米180克，红枣30克，茯苓15克

● 调料　白糖25克

● 做法

①大米洗净，浸泡半小时；红枣洗净，去核；茯苓洗净。

②向砂锅中注入适量清水烧开，倒入洗净的大米，搅拌均匀，放入洗净的红枣、茯苓，搅拌均匀，小火煮30分钟至食材熟透，然后加入适量白糖，搅拌均匀，续煮至糖完全溶化。

③关火后盛出煮好的粥，装入碗中，稍晾凉即可。

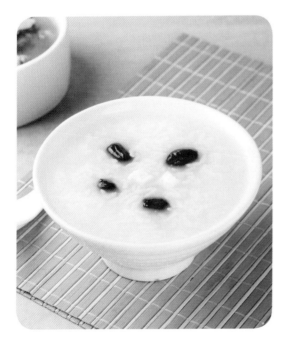

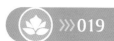
# 马齿苋瘦肉粥

 清热解毒、止带散血

- **原料** 马齿苋40克，瘦肉末70克，水发大米100克

- **调料** 盐、鸡粉各2克

- **做法**

①将马齿苋清洗干净，切段，再切碎，放入盘中，备用；大米洗净，浸泡半小时，备用。

②向砂锅中注入适量清水烧开，倒入大米，搅拌匀，用小火炖30分钟，至大米熟软，倒入瘦肉末，搅匀，煮至沸，放入马齿苋、盐、鸡粉，搅匀调味，用小火再煮片刻。

③盛出煮好的瘦肉粥，装入碗中即可食用。

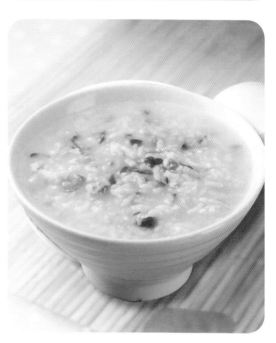

# 芥菜黄豆粥

 解毒消肿、抗菌消炎

- **原料** 水发黄豆100克，芥菜50克，水发大米80克

- **调料** 盐2克，鸡粉、香油各少许

- **做法**

①将芥菜清洗干净，切段，再切成碎末，备用；薏米、大米洗净。

②向砂锅中注入适量清水烧开，倒入黄豆、大米，搅拌均匀，用小火煲煮约40分钟至食材熟透，用勺搅匀，倒入切好的芥菜，拌煮至熟软，放入适量盐、鸡粉、香油，搅拌均，煮至入味。

③盛出煮好的粥，装入碗中即可。

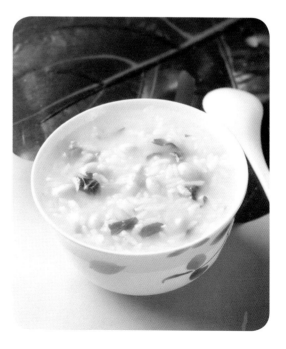

**清热解毒、止带消炎**

# 苦瓜薏米排骨汤

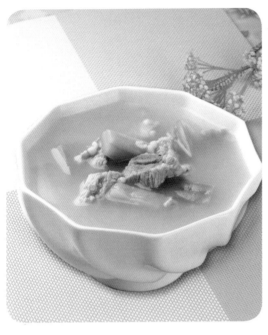

● **原料** 排骨段200克，苦瓜100克，水发薏米90克

● **调料** 盐、鸡粉、料酒各适量，姜片10克

● **做法**

①将苦瓜洗净切段；薏米、排骨段洗净备用；清水烧开，倒入排骨段、料酒，煮半分钟至沸，捞出备用。

②向砂锅中注入清水烧开，放入排骨段、姜片、薏米、料酒，略微搅拌，煮沸后转小火煮约30分钟，至排骨七成熟，倒入苦瓜，续煮约15分钟，至全部食材熟透，加入盐、鸡粉，搅匀调味，略煮片刻至汤汁入味即可。

**补脾益肾、清热解毒**

# 龙枣芡实饮

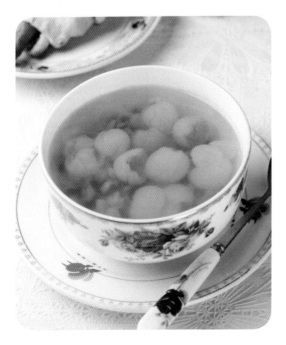

● **原料** 桂圆肉90克，酸枣仁15克，芡实50克

● **调料** 白糖20克

● **做法**

①向砂锅中注入适量清水，用大火烧开，倒入洗净的芡实，放入洗净的桂圆肉、酸枣仁。

②用大火烧开后，转用小火煮约30分钟，至药材析出有效成分，加入适量白糖，搅拌均匀，续煮至白糖完全溶化，关火。

③盛出煮好的汤饮，装入碗中，稍微晾凉即可饮用。

# 鱼腥草山楂饮

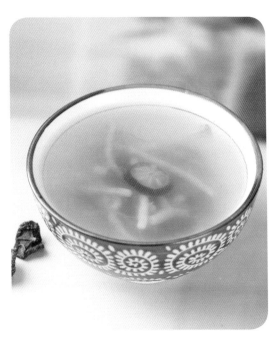 清热解毒、利尿除湿

- **原料** 鱼腥草50克，干山楂20克
- **调料** 蜂蜜10克
- **做法**

①将鱼腥草、干山楂分别用清水洗净。

②向砂锅中注入适量清水，用大火烧开，倒入洗净的鱼腥草、干山楂，用小火炖20分钟，至其析出有效成分，盛出煮好的药茶，装入碗中，加入适量蜂蜜，搅拌均匀，直至蜂蜜完全溶解于药茶中。

③静置片刻，待稍微放凉后即可饮用。

# 红枣桂圆红豆薏米饮

 滋养阴血、止带消炎

- **原料** 红枣20克，桂圆干30克，薏米80克，红豆30克
- **调料** 冰糖20克
- **做法**

①将红枣洗净，去核；桂圆干洗净；薏米、红豆洗净，浸泡半小时。

②向砂锅中注入适量清水，放入洗好的红枣、桂圆干，以及浸泡好的薏米、红豆，煮开后，加入适量冰糖，小火熬至冰糖完全溶化。

③静置片刻，待稍微放凉后即可饮用。

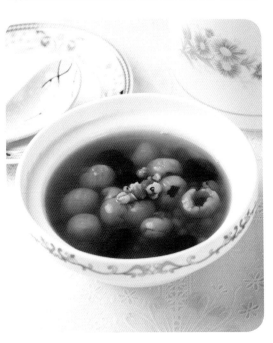

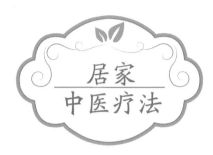

居家
中医疗法

宫颈炎是一种慢性病，因此治疗起来需要花费一些时间，除了要配合医生的治疗，日常生活中也要注意，可通过一些自我疗法来辅助治疗，这样有助于提高宫颈炎的治疗效果。

###  搓热手掌按揉小腹

●**按摩方法** 首先把手掌搓热，然后用手掌向下推摩小腹部数次，再用手掌按摩大腿内侧数次，痛点部位多施手法，以有热感为度。最后用手掌揉腰骶部数次后，改用搓法2~3分钟，使热感传至小腹部。

●**功效** 调气血、助阳气。

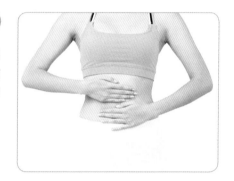

### 四味中药熏洗阴部

●**材料** 蛇床子、苦参各30克，白矾15克，黄柏10克

●**操作方法** 分别将四味药材用清水略微冲洗，放入锅中，加水适量（由于是用于熏洗，水量可多一些），水煎后滤去药渣，取药汁倒入干净的盆中，先用热药汁熏阴部，待温度合适后坐浴，清洗阴部。

●**功效** 清热利湿、止带消炎，适用于湿热证，症见带下量多，色黄白或为脓性，或带血丝，性交痛或性交后阴道出血。

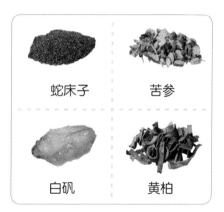

蛇床子 | 苦参

白矾 | 黄柏

###  蛇床子白矾丸

●**材料** 蛇床子6克，白矾3克

●**操作方法** 将蛇床子、白矾共研细末，用蜡调和成丸，如弹子大小，用消毒纱布包裹塞入阴道，每天一换，至愈。

●**功效** 杀菌消炎、清热止带，适用于白带黏稠、色黄者。

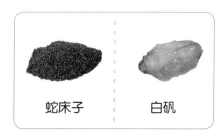

蛇床子 | 白矾

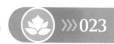
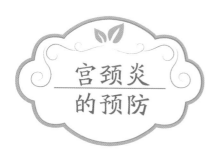

宫颈炎很可能会导致女性不孕，甚至发生癌变，预防宫颈炎是非常必要的。在日常生活中需要合理规划性生活，如果出现白带增多、腰痛、下腹痛等症状，应及时去医院就诊。此外，做到以下几点，也有助于宫颈炎的预防。

## 避免过早开始性生活

青春期少女，身体各处器官尚未成熟。阴道壁黏膜等在性行为中极易受伤，易受到外来病菌的侵入而感染。而宫颈的鳞状上皮在青春期是没有发育成熟的，过早性行为会导致鳞状上皮受损、脱落，引起局部炎症，诱发宫颈炎。

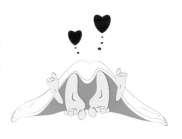

## 避免经期性生活

女性经期时，宫颈口微张，是细菌的易感期，加之此时身体抵抗力较弱，因此要格外注意外阴及阴道的清洁，避免性生活。

## 避免过早过多生育

女性晚生或不生对身体都不好，但过早或是生孩子太多就会伤害到子宫颈，使细菌趁虚而入，引起感染、发炎。

## 注意个人卫生

男女双方注意性生活卫生，每次同房前，养成清洗外阴的习惯。女方每天应清洗外阴和换洗内裤，月经用品要干净卫生。配偶包皮过长，包皮内及冠状沟内的污垢，是导致女方宫颈糜烂的重要因素。

## 定期做妇科检查

定期进行妇科检查，这样才能及时发现宫颈炎症，并及时治疗。宫颈炎在急性期要加以控制，彻底治疗，防止其转变为慢性宫颈炎。

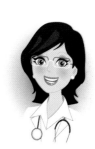

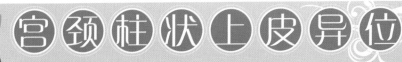

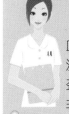

宫颈柱状上皮异位即宫颈糜烂，多由细菌感染、宫颈损伤或盆腔充血等原因引起宫颈分泌物过多或经血量多，使子宫颈长期浸润在碱性分泌物或经血中而引发。由于长期炎性刺激，宫颈表面上皮细胞脱落，宫颈管内柱状上皮细胞向外突出，代替脱落的上皮，由于覆盖的新生上皮非常薄，甚至可以看到下方的血管和红色组织，看起来像是"腐烂"。

**症状**

①白带增多、黏稠：白带增多为宫颈糜烂的主要症状，有时甚至是唯一的症状。由于感染的病原体不同，糜烂的范围及程度差异，白带会表现出不同的性状。炎症侵袭不明显时，白带通常为黏稠的白色黏液，伴随着炎症的加重逐渐变为黄色脓性黏液，有时带有血丝或少量血液。

②尿频、尿急、尿痛：宫颈的炎症可播散或直接蔓延至膀胱三角区，刺激膀胱出现尿频、尿痛等症状，有时也可继发尿路感染。

③下腹或腰骶部疼痛、痛经：当病原体累及范围较深时，可引起慢性宫旁结缔组织炎，出现腰骶部疼痛、盆腔下坠痛及痛经。如果炎症波及到主韧带，可出现性交痛，影响性生活。

**病因**

①不洁的性生活：年轻女性有了性生活后，阴道相对处于一种"开放"状态，阴茎与宫颈直接接触。如果男性不注意阴茎的卫生，可以直接把病菌带入阴道，感染宫颈。

②过度清洁：有些女性为了使自己的私处更加清洁，经常用较大浓度的消毒药液冲洗阴道，这样做不仅会影响阴道正常菌群的生长，使其抑制病菌的作用下降，还会不同程度地损害宫颈上皮，最终出现糜烂。

③多次进行妇科手术：反复人工流产可造成不同程度的宫颈损伤，给病菌可乘之机，引发宫颈糜烂。

④性生活过频、性伴侣过多：多个性伴侣、性生活频率过大（每周4次以上）、经期性生活等，也是造成宫颈糜烂的原因。

**危害**

①并发症：病原体通过宫旁韧带、淋巴管蔓延导致慢性盆腔炎。

②不孕：宫颈重度糜烂时分泌物增多，质地黏稠，有大量白细胞，影响精子活动度，妨碍精子进入宫腔，影响受孕。

③癌变：有宫颈糜烂的妇女，癌变发生率高于无宫颈糜烂者。

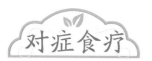

# 彩椒木耳烧花菜

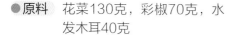 滋阴补血、清热消炎

- **原料** 花菜130克，彩椒70克，水发木耳40克

- **调料** 盐、鸡粉各3克，蚝油5克，料酒4毫升，水淀粉、食用油各适量，姜片、葱段各少许

- **做法**

①将木耳、花菜、彩椒洗净切块。
②清水烧开，加入盐、鸡粉、木耳块，略煮片刻，放入花菜，略煮，再放入彩椒块，煮至食材断生后捞出。
③用油起锅，放入姜片、葱段、食材、料酒、鸡粉、盐、蚝油，倒入水淀粉，炒至食材熟透即可。

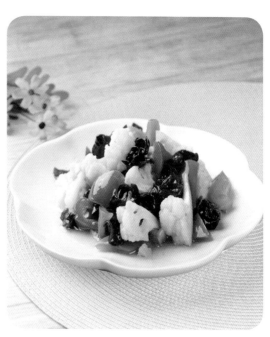

# 黄花菜拌海带丝

 清热解毒、滋阴补血

- **原料** 水发黄花菜100克，水发海带80克，彩椒50克

- **调料** 盐3克，鸡粉2克，生抽4毫升，白醋5毫升，陈醋8毫升，香油少许，蒜末、葱花各少许

- **做法**

①将黄花菜、彩椒、海带洗净切成细丝，备用。
②清水烧开，倒入白醋、海带丝，略煮，再加黄花菜、盐、彩椒丝，用大火续煮片刻，至食材熟透捞出，装入碗中，撒上蒜末、葱花、盐、鸡粉、生抽、香油、陈醋，搅拌。
③将拌好的食材装入盘中，摆好即可。

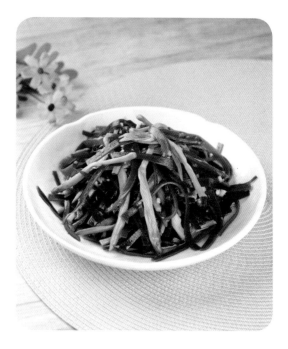

**消炎抗菌、清热止带**

# 山药黄芪党参粥

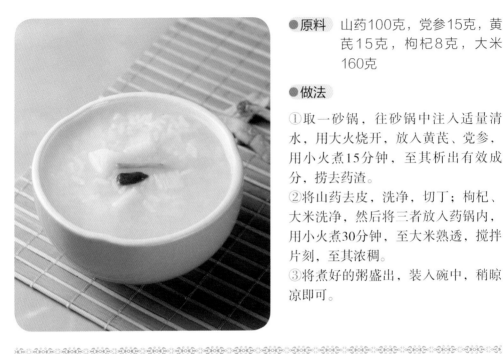

● **原料** 山药100克，党参15克，黄芪15克，枸杞8克，大米160克

● **做法**

①取一砂锅，往砂锅中注入适量清水，用大火烧开，放入黄芪、党参，用小火煮15分钟，至其析出有效成分，捞去药渣。

②将山药去皮，洗净，切丁；枸杞、大米洗净，然后将三者放入药锅内，用小火煮30分钟，至大米熟透，搅拌片刻，至其浓稠。

③将煮好的粥盛出，装入碗中，稍晾凉即可。

**补血活血、消炎抗菌**

# 当归黄芪核桃粥

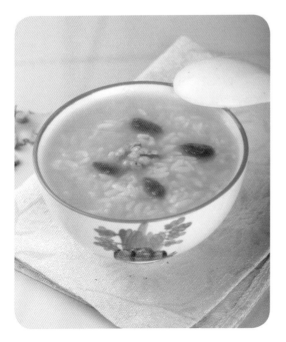

● **原料** 当归7克，黄芪6克，核桃仁20克，枸杞8克，水发大米160克

● **做法**

①将大米洗净，用清水浸泡半小时；向砂锅中注入适量清水，用大火烧开，放入黄芪、当归，用小火煮15分钟，至其析出有效成分，捞去药渣。

②放入核桃仁、枸杞及洗好的大米，用小火再煮30分钟，至大米熟透，搅拌片刻。

③将煮好的粥盛出，装入碗中即可。

# 西红柿煮口蘑

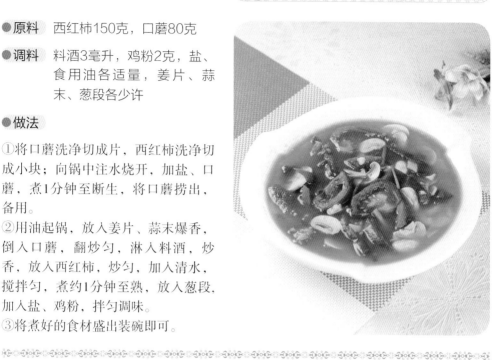

清热解毒、抑制细菌

- **原料** 西红柿150克，口蘑80克
- **调料** 料酒3毫升，鸡粉2克，盐、食用油各适量，姜片、蒜末、葱段各少许

● **做法**

①将口蘑洗净切成片，西红柿洗净切成小块；向锅中注水烧开，加盐、口蘑，煮1分钟至断生，将口蘑捞出，备用。

②用油起锅，放入姜片、蒜末爆香，倒入口蘑，翻炒匀，淋入料酒，炒香，放入西红柿，炒匀，加入清水，搅拌匀，煮约1分钟至熟，放入葱段，加入盐、鸡粉，拌匀调味。

③将煮好的食材盛出装碗即可。

# 当归玫瑰土鸡汤

补血活血、营养丰富

- **原料** 土鸡200克，玫瑰10克，当归10克
- **调料** 盐、鸡粉各2克，料酒8毫升，姜片少许

● **做法**

①将土鸡洗净切片；向锅中注入清水烧开，倒入土鸡，淋入料酒，大火汆煮片刻，捞出土鸡，沥干水分，备用。

②向砂锅中注入清水烧开，倒入土鸡、玫瑰、姜片、当归，搅拌匀，再淋入料酒提味，煮沸后用小火煲煮至食材熟透，加入盐、鸡粉，拌匀调味，转中火续煮片刻，至汤汁入味。

③盛出煮好的汤，装入汤碗中即可。

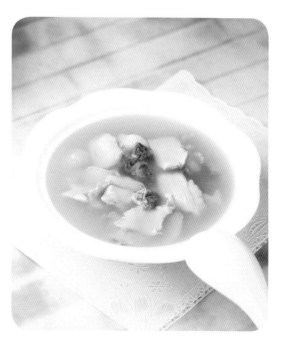

滋阴润肺、清热解毒

# 党参虫草花瘦肉汤

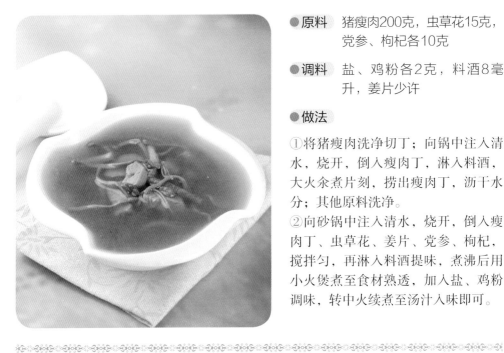

● **原料** 猪瘦肉200克，虫草花15克，党参、枸杞各10克

● **调料** 盐、鸡粉各2克，料酒8毫升，姜片少许

● **做法**

①将猪瘦肉洗净切丁；向锅中注入清水，烧开，倒入瘦肉丁，淋入料酒，大火汆煮片刻，捞出瘦肉丁，沥干水分；其他原料洗净。

②向砂锅中注入清水，烧开，倒入瘦肉丁、虫草花、姜片、党参、枸杞，搅拌匀，再淋入料酒提味，煮沸后用小火煲煮至食材熟透，加入盐、鸡粉调味，转中火续煮至汤汁入味即可。

清热解毒、养阴润肺

# 玉竹山药黄瓜汤

● **原料** 玉竹8克，山药160克，黄瓜100克

● **调料** 盐、鸡粉各2克，食用油适量

● **做法**

①将黄瓜洗净切成片；山药洗净切成片；玉竹洗净备用。

②向砂锅中注入适量清水烧开，放入玉竹、山药，烧开后用小火煮15分钟，至山药熟软，倒入黄瓜片，搅拌匀，煮至黄瓜熟软，放入盐、鸡粉，淋入食用油，用勺拌匀调味。

③将煮好的汤料盛出，装入汤碗中即可。

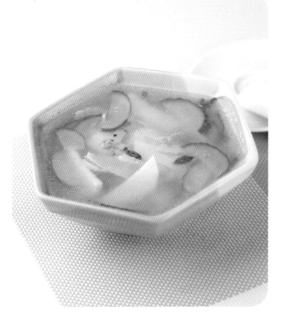

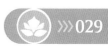
# 黄花菜鸡蛋汤

 清热解毒、滋阴补血

- **原料** 水发黄花菜100克，鸡蛋50克
- **调料** 盐3克，鸡粉2克，食用油适量，葱花少许

● **做法**

①将黄花菜切去根部，洗净；将鸡蛋打入碗中，打散、调匀、备用。

②向锅中注入清水，烧开，加入盐、鸡粉、黄花菜，淋入食用油，搅拌匀，用中火煮约2分钟，至其熟软，倒入蛋液，边煮边搅拌，略煮片刻，至液面浮出蛋花。

③盛出煮好的鸡蛋汤，装入碗中，撒上葱花即可。

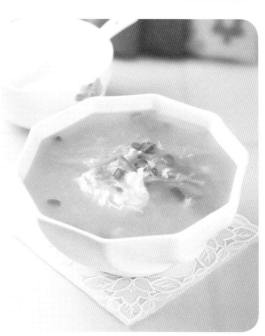

# 滑子菇乌鸡汤

 补血养颜、清热解毒

- **原料** 乌鸡块400克，滑子菇100克
- **调料** 盐、鸡粉各2克，料酒8毫升，姜片、葱花各少许

● **做法**

①将乌鸡块洗净；滑子菇洗净；向锅中注入适量清水烧开，倒入乌鸡块，搅散，淋入料酒，煮至沸，汆去血水，把乌鸡块捞出，沥干水分，备用。

②向砂锅中注入适量清水，烧开，倒入乌鸡块，放入姜片、滑子菇、料酒，搅拌匀，烧开后用小火煮40分钟，至食材熟透，放入盐、鸡粉，用勺拌匀调味。

③盛出煮好的汤料，装入汤碗中，放入葱花即可。

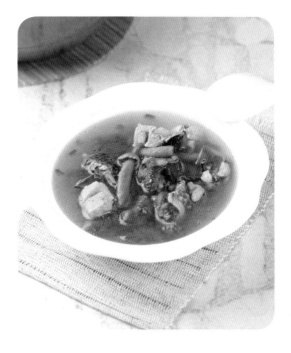

## 居家中医疗法

中医认为宫颈糜烂主要是由于气血亏虚、湿热下注所致，一般药物很难根治。西医常规消炎杀菌的方法，不但不能根治，反而由于长期使用抗菌素，产生耐药性，更增加了治疗难度。中医中药长期临床实践积累了许多非常有效的治疗方法，见效快，疗效好。下面介绍几种治疗的方法。

### 自制白药油膏

● **材料** 云南白药10克，甘油适量

● **操作方法** 用甘油将云南白药粉调成软膏状，将软膏涂于带线棉球上，塞入阴道，紧贴宫颈糜烂处，12小时后，牵线将棉球取出（上药前应先将阴道冲洗干净），3天上药1次，5次一个疗程，用药期间避免性生活。

● **功效** 杀菌、消炎、止血。

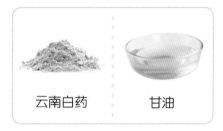

云南白药　　　甘油

### 五倍子苦参银花糊

● **材料** 五倍子、苦参、金银花各60克

● **操作方法** 将五倍子、苦参、金银花分别用清水略微冲洗，晾干，研制成极细粉末，加水适量，放器皿中炖热，搅成糊状，涂患处。

● **功效** 抗菌消炎、止血解毒，用于治疗宫颈糜烂。

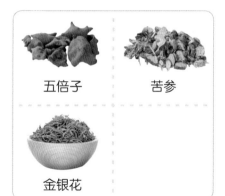

五倍子　　　苦参

金银花

### 紫草香油方

● **材料** 紫草、香油各适量

● **操作方法** 将紫草放入香油中，浸渍7天。或将香油煮沸，将紫草泡入沸油中，成玫瑰色即可。每日1次，将油涂于带线棉球上，塞于阴道内，第2天取出。

● **功效** 清热解毒、消肿敛疮，用于治疗宫颈糜烂。

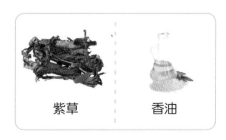

紫草　　　香油

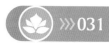
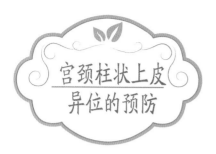

宫颈柱状上皮异位的预防

宫颈糜烂让女性承受巨大的心理压力，瘙痒、异味总是难免的，这让女性十分尴尬，不仅影响个人的生活，还会对夫妻生活造成一定的影响。如何预防宫颈糜烂是女性十分关心的问题，做到下面几点非常重要。

## 注意个人卫生

注意个人卫生，保持外阴清洁，每天用清水清洗，伴侣也要同时清洗。无感染时，不要用刺激性的冲洗液，以免破坏阴道天然防护屏障。洗内裤时，要用内衣除菌皂，且和袜子等其他衣物分开清洗，也不要和家人的内衣裤同洗。

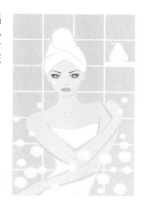

## 有节制的性生活

控制性生活的频度，提倡适度、正常、健康的性生活，这样可以减少患上宫颈糜烂的几率。避免多个性伴侣、过度性行为、经期性生活等不良生活习惯，杜绝感染。

## 避免人工流产

分娩或者人流手术，也会导致女性患上宫颈糜烂。在手术治疗的过程中，很有可能会造成人为的宫颈创伤，使宫颈受到细菌感染，导致疾病的发生。因此要做好避孕节育工作，采取有效的避孕措施，尽量避免人工流产，以减少人为创伤和细菌感染的机会。

## 定期进行妇科检查

部分患者在经过一段时间的治疗后，发现症状消失，便以为痊愈，不去定期复查，使治疗半途而废。还有部分患者自行到药房买药，进行治疗，长期用药导致菌群失调，引起霉菌性阴道炎。所以，女性要定期进行妇科检查，发现疾病，及时到医院治疗，以免造成病情恶化。尤其不要忽视宫颈活检的作用，早发现、早治疗才是预防宫颈糜烂的根本途径。

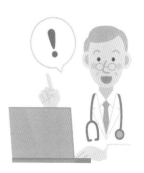

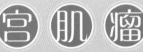

# 子宫肌瘤

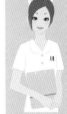

子宫肌瘤又称子宫平滑肌瘤，是女性生殖器最常见的一种良性肿瘤。常见于30～50岁妇女，20岁以下少见。多无症状，少数表现为阴道出血，腹部触及肿物以及压迫症状等。如果没有及时治疗可导致女性不孕、流产、尿频、排尿障碍，甚至发生癌变。子宫肌瘤虽然可怕，但它并非不治之症。因此，女性朋友每年要定期检查，发现病情及时治疗。

 **症状**

①月经改变：半数以上患者，以周期性出血为多，表现为月经量增多、经期延长或周期缩短，也可表现为不具有月经周期性的不规则阴道流血。

②白带增多：有时产生大量脓血性排液及腐肉样组织排出，伴臭味。

③腹部包块：可在腹部按到包块，清晨膀胱充盈时更为明显。

④贫血：长期月经过多或不规则阴道流血可引起失血性贫血。

⑤不孕或流产：肌瘤压迫输卵管使之扭曲或使宫腔变形，使受精卵着床受到影响导致不孕。发生流产的概率比无肌瘤的孕妇高25%左右。

⑥压迫症状：肌瘤逐渐增大，会压迫邻近器官。压迫膀胱、尿道或直肠可引起尿频、排尿困难、尿潴留或便秘；压迫盆腔血管及淋巴管可引起下肢水肿。

 **病因**

中医认为，子宫肌瘤因七情内伤、脏腑功能失调、气滞血瘀而成。现代医学研究显示，子宫肌瘤的发生与长期雌激素含量过高导致内分泌失调有关。

①性生活失调：长期性生活失调，引起激素水平分泌紊乱，导致盆腔慢性充血，诱发子宫肌瘤。

②肥胖和家族遗传史：研究显示，体重每增加10千克，患肌瘤的风险增加21%。

③未育：医学权威研究表明，女性一生中如果有一次完整的孕育过程，能够增加10年的免疫力，这10年的免疫力，主要针对妇科肿瘤。

④未哺乳：怀胎加哺乳期间，卵巢不排卵，激素分泌处于低水平状态，有助于保护子宫的健康。

 **危害**

①并发妇科炎症：不规则出血易导致致病菌侵害，引发附件炎等。

②影响生育：肌瘤易阻碍受精卵着床，使宫腔变形，精子难以进入输卵管，或伴有卵巢功能失调，从而引起不孕、早产或流产。

③继发性贫血：疾病致月经出血过多，引起继发性贫血。

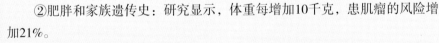

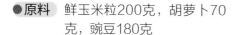

# 玉米炒豌豆

**抗菌消炎、养颜调身**

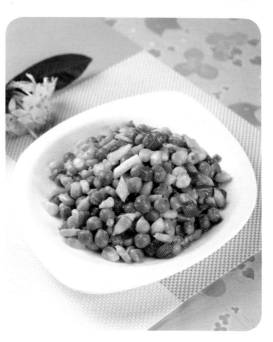

● **原料** 鲜玉米粒200克，胡萝卜70克，豌豆180克

● **调料** 盐3克，鸡粉2克，料酒4毫升，水淀粉、食用油各适量，姜片、蒜末、葱段各少许

● **做法**

①将胡萝卜洗净，切粒；玉米粒洗净；豌豆洗净；清水烧开，加盐、食用油、胡萝卜粒、豌豆、玉米粒，略煮片刻，捞出备用。

②用油起锅，放入姜片、蒜末、葱段、食材、料酒、鸡粉、盐，翻炒片刻，至食材入味，倒入水淀粉勾芡。

③关火后盛出炒好的食材，装在盘中即可食用。

# 芹菜拌海带丝

**清热解毒、补血养虚**

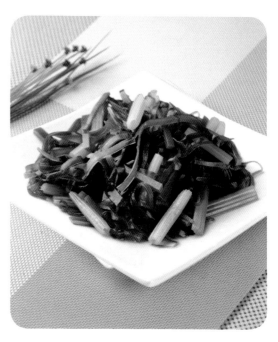

● **原料** 水发海带100克，芹菜梗85克，胡萝卜35克

● **调料** 盐3克，香油5毫升，凉拌醋10毫升，食用油少许

● **做法**

①将芹菜梗洗净切成小段；胡萝卜洗净切成丝；海带洗净切成丝。

②向锅中注入适量清水烧开，加入盐、食用油、海带丝、胡萝卜丝，拌匀，煮约1分钟，再倒入芹菜梗，拌匀，煮约半分钟，至全部食材断生后捞出，沥干水分，备用。

③把食材装入碗中，加入盐、凉拌醋、香油，搅拌至食材入味，取一个盘子，盛入拌好的食材即可。

清热补血、生津通乳

# 芝麻莴笋

● **原料** 莴笋200克，白芝麻10克

● **调料** 盐3克，鸡粉4克，蚝油5克，水淀粉、食用油各适量，蒜末、葱白各少许

● **做法**

①将莴笋洗净切片；烧热炒锅，倒入白芝麻，小火炒出香味，盛出备用。

②向锅中注入适量清水烧开，放入盐、莴笋，拌匀，焯煮至断生，捞出备用。

③用油起锅，放入蒜末、葱白、莴笋、盐、鸡粉、蚝油，炒匀调味，倒入水淀粉，快速拌炒均匀，盛出炒好的菜，装入盘中，撒上白芝麻即可。

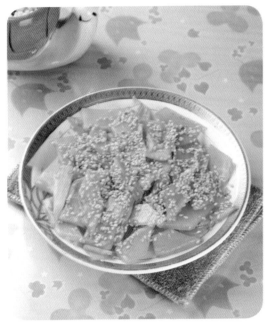

清热利尿、排毒养颜

# 芦笋炒莲藕

● **原料** 芦笋100克，莲藕160克，胡萝卜45克

● **调料** 盐3克，鸡粉2克，水淀粉3毫升，食用油适量，蒜末、葱段各少许

● **做法**

①将芦笋、莲藕、胡萝卜洗净切丁；清水烧开，加盐、藕丁、胡萝卜，煮至八成熟，把藕丁和胡萝卜丁捞出，备用。

②用油起锅，放入蒜末、葱段、芦笋、藕丁、胡萝卜丁、盐、鸡粉，炒匀调味，倒入水淀粉，拌炒均匀。

③关火后把炒好的菜盛出，装入盘中即可。

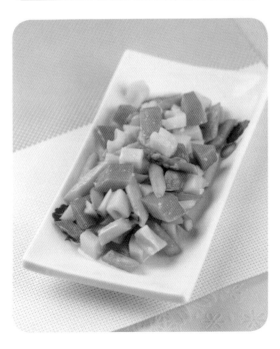

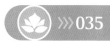
# 鸡蛋燕麦糊

 滋阴补血、抗菌消炎

● **原料** 燕麦片35克，鸡蛋1个

● **调料** 盐适量

● **做法**

①将燕麦片稍用水冲洗一下；将鸡蛋打进碗里，备用；取一干净的锅，将洗净的燕麦片倒进锅里，加入适量的清水，用大火煮至沸腾，往锅中加入鸡蛋，搅拌均匀。

②调入适量的盐，搅拌均匀使其入味，再用大火继续煮至锅内食材沸腾，关火。

③把煮好的鸡蛋燕麦糊盛出，装入碗中，稍晾凉即可食用。

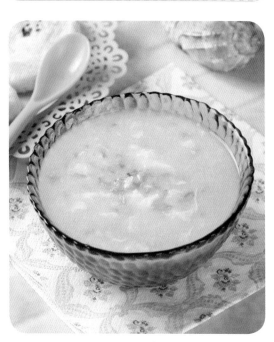

# 紫菜莴笋鸡蛋汤

 滋阴养颜、抗菌消炎

● **原料** 紫菜50克，鸡蛋2个，莴笋100克

● **调料** 盐3克，鸡粉2克，食用油适量，葱花、蒜末各少许

● **做法**

①将鸡蛋敲入碗内打散；莴笋洗净切成片。

②用油起锅，放入蒜、莴笋，翻炒均匀，加入盐、鸡粉炒匀调味，再向锅中注入清水烧开，放入鸡蛋、紫菜，用中火煮至食材熟软，加入盐、鸡粉，拌匀调味。

③将煮好的汤料盛出，装入碗中，撒上葱花即可。

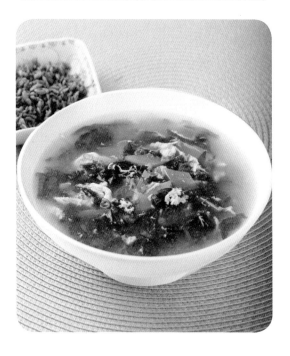

## 滋阴排毒、止带消炎

# 菠菜银耳汤

● 原料　菠菜120克，水发银耳180克

● 调料　盐、鸡粉各2克，食用油适量

● 做法

①将银耳切去黄色根部，洗净，再撕成小块；菠菜洗净切成段。

②取一干净的锅，往锅中注入适量清水烧开，放入银耳、食用油，用中火煮5分钟，至银耳熟软，加入盐、鸡粉，搅匀调味，放入菠菜，煮至熟软。

③将煮好的汤料盛出，装入碗中，稍晾凉即可食用。

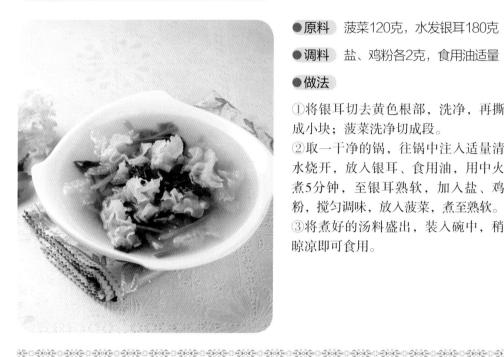

## 滋阴调经、清热排毒

# 香菇鸡腿汤

● 原料　鸡腿100克，鲜香菇40克，胡萝卜25克

● 调料　盐2克，料酒4毫升，鸡汁、食用油各适量

● 做法

①将胡萝卜、香菇、鸡腿洗净切好；清水烧开，倒入鸡腿氽去血渍，捞出备用。

②用油起锅，放入香菇丝，翻炒片刻，倒入鸡腿，翻炒匀，淋入料酒，再注入清水，放入胡萝卜片，翻炒片刻，倒入鸡汁、盐，炒匀调味，煮沸后用小火续煮至全部食材熟透，略微搅拌。

③盛出汤料，放在碗中即可。

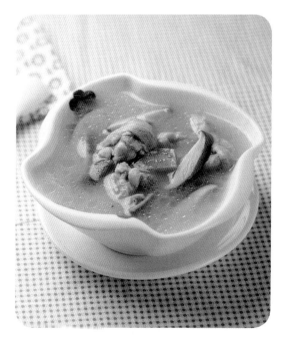

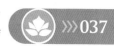

# 益母草红枣瘦肉汤

 活血祛瘀、补血调经

● **原料** 益母草20克，红枣20克，枸杞10克，猪瘦肉180克

● **调料** 盐、鸡粉各2克，料酒8毫升

● **做法**

①将红枣洗净切开，去核；猪瘦肉洗净切成小块，备用；枸杞、益母草洗净。

②向砂锅中注入清水烧开，放入益母草、枸杞、红枣、瘦肉块，淋入料酒，搅拌匀，烧开后用小火煮30分钟，至食材熟透，放入盐、鸡粉，拌匀调味。

③将煮好的汤料盛出，装入汤碗中即可食用。

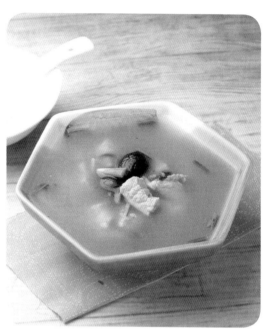

# 冬瓜银耳莲子汤

 清热解毒、止带消炎

● **原料** 冬瓜300克，水发银耳100克，水发莲子90克

● **调料** 冰糖30克

● **做法**

①将冬瓜洗净去皮切成丁；银耳洗净撕成小块，备用；莲子洗净。

②取一干净的锅，向砂锅中注入清水烧开，倒入莲子、银耳，用小火煮20分钟，至食材熟软，倒入冬瓜丁，用小火再煮15分钟，至冬瓜熟软，放入冰糖，搅拌匀，用小火续煮至冰糖溶化。

③关火后揭开盖，将煮好的汤料盛出，装入汤碗中即可。

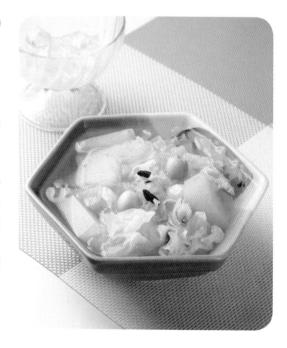

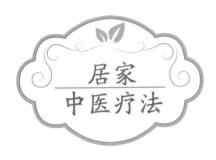

居家
中医疗法

子宫肌瘤的中医疗法，可采用药物和非药物两种方法。初患应以行气活血的方法治疗；久病但病情轻微，包块尚小者，宜用活血化瘀消症的方法治疗；病情较重，且包块较大，正气渐衰者，应采用手术切除的办法，去除病邪再行调补。下面为大家介绍几种辅助治疗的方法。

## 按摩三阴交穴

●**取穴方法** 三阴交穴位于脚内踝尖上7厘米左右，小腿胫骨后缘的地方。

●**按摩方法** 用大拇指按揉此穴100～200次，可以经常按摩此穴，有助于缓解妇科疾病。

●**按摩功效** 振奋阳气，通络镇痛。

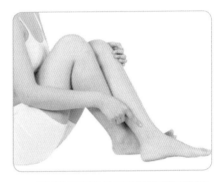

## 按揉大椎穴

●**取穴方法** 大椎穴位于第七颈椎棘突（低头时可在颈部摸到的突出）下，与两肩峰相平处。

●**按摩方法** 将食指、中指并拢，两指指腹揉按大椎穴100～200次；或用艾条灸治10～15分钟，一天一次。

●**按摩功效** 祛风散寒，通络镇痛。

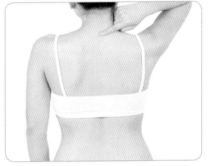

## 四味中药热敷患处

●**材料** 当归20克，白芷15克，桂枝15克，小茴香15克

●**操作方法** 将当归、白芷、桂枝、小茴香共研成粗末，置于纱布袋内，置于腹壁肌瘤处，上面加一个热水袋，每次热敷30分钟。

●**功效** 化瘀散结，用于子宫前壁肌瘤。

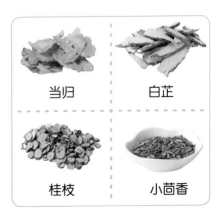

当归　　白芷

桂枝　　小茴香

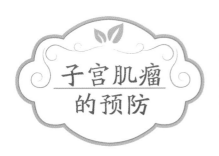

子宫肌瘤虽然可以通过手术将其去除，但还有一些体积较小，不易察觉的小肌瘤存在。如不及时防治，后果将是非常严重的。正确的预防，才能远离子宫肌瘤的侵扰。女性朋友应尽量做到以下几点。

## 避免人工流产

人工流产次数多易导致子宫肌瘤，因此夫妻双方应积极采取避孕措施，尽量避免或减少人工流产次数，避免纵欲乱性。

## 定期到医院复查

如疾病确诊，需每月按时到医院复查。若肌瘤变化不大，可每半年进行一次复查。如肌瘤呈明显增大，则需要进行手术治疗，以免出现严重流血或使腹腔脏器受到压迫。

## 严防产后宫脱

预防子宫肌瘤的发生要注意产后休息，如常有下蹲劳动或干重活，会使腹压增加，子宫就会从正常位置沿着阴道向下移位，这样很有可能导致子宫肌瘤的产生。

## 劳逸结合

经期要多休息，防止过度劳累，保持外阴清洁和干燥。如果白带较多，需要经常对外阴进行冲洗。如果经量过多，需及时到医院进行治疗，并多补充含铁较多的食物，避免造成缺铁性贫血。同时要保持愉悦的心情，使激素维持在正常的分泌水平，也是预防本病的关键因素之一。

## 调节饮食

应当多食用新鲜的水果蔬菜，不可多食辣椒、生葱、白酒等刺激性的食物；生冷、酸涩及味重的食物也不可食用；另外，热性、凝血性及含激素成分的食物，如桂圆、红枣、阿胶、蜂王浆等也不宜进食。

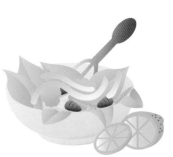

# 子宫脱垂

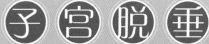

子宫脱垂，是指子宫从正常位置沿阴道下降，宫颈外口达坐骨棘水平以下，甚至子宫全部脱出于阴道口以外，常合并有阴道前壁和后壁膨出。主要由分娩时损伤造成。根据脱垂程度分为三度。子宫脱垂患者平时会腰酸背痛，严重时还会拖累膀胱及直肠，有尿频、小便解不干净、大便不顺之感，因此要及时治疗。

## 症状

①腰骶部酸痛：尤以骶部为甚，劳动后更加明显，卧床休息后可缓解。

②月经改变、白带多：由于盆腔脏器脱垂，阻碍血循环，使局部瘀血，影响正常月经，可使月经过多。

③泌尿道症状：多数子宫脱垂患者，腹腔压力突然增加时，会引起尿失禁而尿液外溢。少数子宫脱垂患者，排尿困难，导致尿潴留。

④阴道脱出肿物：患者自述有球形物自阴道内脱出，行走、体力劳动时更明显，卧床休息后自行还纳。严重者，终日掉在外面，不能自行还纳，由于行走活动，与衣裤摩擦而感不适，久经摩擦而发生溃疡、感染、分泌物增多，甚至出血，日久局部组织增厚角化。

## 病因

①分娩损伤：生产时间过长、难产损伤盆底肌肉和韧带；月子里过早下床做家务或者过早负重劳动等。

②产后喜仰卧：产褥期产妇多喜仰卧，子宫易成后位，子宫轴与阴道轴方向一致，遇腹压增加时，子宫即沿阴道方向下降而发生脱垂。

③停经：大部分子宫脱垂发生在绝经之后，绝经后雌激素水平不足，使具有激素依赖性的生殖器官和组织开始萎缩退化，盆腔肌肉弹性下降，支持子宫的韧带松弛，从而使整个盆底组织变得软弱无力。

④生殖器发育不良：未产妇发生子宫脱垂者，是因生殖器官支持组织发育不良所致。

## 危害

①月经过多，并可出现腹部坠胀、腰酸背痛，有的女性还可发生性交疼痛等症状。

②产生痛经。

③受孕困难，导致不孕。

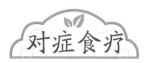
对症食疗

# 猪肠海参粥

 清热止血、滋阴润燥

- **原料** 海参25克，猪肠200克，泡发大米180克
- **调料** 盐、鸡粉各2克，料酒20毫升
- **做法**

①将猪肠洗净，切成小块；海参泡发好洗净切块，备用；大米洗净。

②向锅中注入适量清水，烧开，倒入猪肠、料酒，煮约2分钟，汆去血渍，再捞出猪肠，沥干水分，备用。

③向砂锅中注入清水，烧开，倒入猪肠、海参、大米，拌匀，大火炖至食材熟透，放入盐、鸡粉调味。将炖好的猪肠海参粥盛出即可。

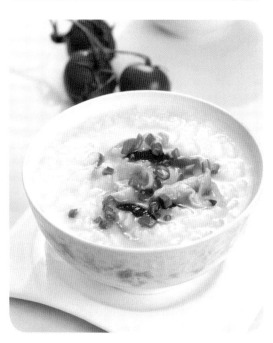

# 黄芪粥

滋阴润燥、清热抗菌

- **原料** 大米170克，黄芪15克
- **做法**

①将大米洗净，用清水浸泡半小时；取一干净的砂锅，往砂锅中注入适量清水，烧开，倒入黄芪，煮沸后用小火煮约15分钟，至其析出有效成分，取出黄芪，备用。

②向砂锅中倒入浸泡好的大米，搅拌均匀，用大火煮沸后，转用小火煮约30分钟，至大米熟透，关火。

③盛出煮好的米粥装入碗中，放上黄芪，待粥稍晾凉即可食用。

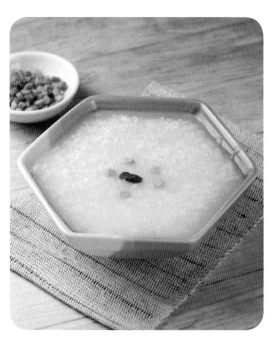

# 山药天花粉枸杞粥

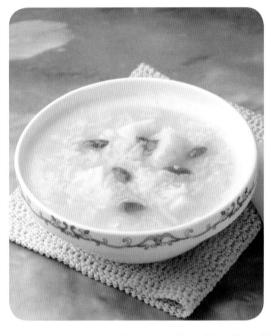

- **原料** 山药200克，水发大米150克，天花粉15克，枸杞10克

- **调料** 冰糖15克

- **做法**

①将山药洗净，去皮切小块，备用；大米、枸杞洗净。

②向砂锅中注入适量清水，烧开，倒入天花粉，中火煲煮约5分钟，至其析出有效成分。倒入大米，烧开后用小火煲煮至米粒变软，撒上枸杞、山药块，轻轻搅拌匀，使其浸入米粒中，用小火续煮至食材熟透，加入冰糖，搅拌匀，转中火略煮片刻，至糖分溶化。

③盛出煮好的枸杞粥，装入汤碗中即可。

# 黄芪黄鳝猪肉汤

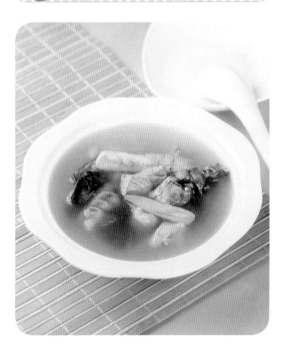

- **原料** 黄芪30克，黄鳝2条，猪瘦肉80克

- **调料** 盐、鸡粉各2克，料酒20毫升，姜片适量

- **做法**

①将黄鳝洗净斩断；猪瘦肉洗净，切块；黄芪洗净；向锅中注入适量清水，烧开，倒入猪肉，加入料酒，搅拌匀，汆去血水，将猪肉块捞出，沥干水分，备用。

②向砂锅中注入适量清水，烧开，放入黄鳝、黄芪、猪肉、姜片、料酒，拌匀，大火炖至食材熟透，放入盐、鸡粉，拌匀调味。

③将炖好的汤盛出，装入汤碗中即可。

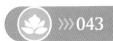
# 山药甲鱼汤

 清热解毒、滋阴凉血

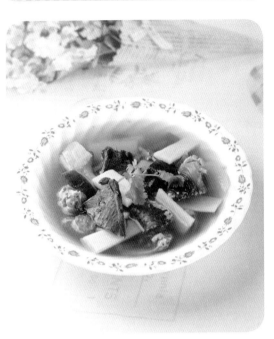

- **原料** 甲鱼块700克，山药130克，枸杞20克

- **调料** 盐、鸡粉各2克，料酒20毫升，姜片45克

- **做法**

①将山药去皮，洗净，切片；甲鱼块、枸杞洗净；向锅中注清水烧开，倒入甲鱼块、料酒，搅拌匀，汆去血水，将甲鱼块捞出，沥干水分，备用。

②向砂锅中注入适量清水烧开，放入枸杞、姜片、甲鱼块、料酒，拌匀，烧开后用小火炖20分钟，放入山药，搅均，用小火再炖10分钟，至全部食材熟透，放入盐、鸡粉调味。

③将甲鱼汤盛出，装入汤碗中即可。

# 马蹄木耳煲带鱼

 滋阴补血、清热解毒

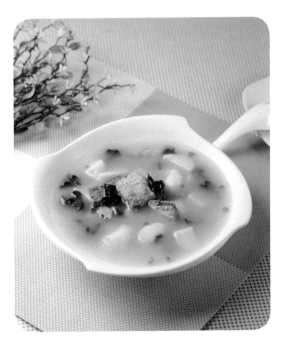

- **原料** 马蹄肉100克，水发木耳30克，带鱼110克

- **调料** 盐、鸡粉各2克，料酒、胡椒粉、食用油各适量，姜片、葱花各少许

- **做法**

①将马蹄肉、木耳、带鱼洗净切成小块。

②向煎锅注油烧热，放入带鱼块，煎出香味翻面，煎至焦黄色，盛出备用。

③向砂锅中加水烧开，倒入马蹄肉、木耳，烧开后用，小火炖15分钟至熟，放入姜片、料酒、带鱼、盐，小火炖10分钟，加入鸡粉、胡椒粉，拌匀，撒上葱花即可。

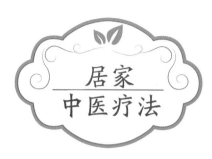

居家
中医疗法

中医治疗多用于轻度和中度脱垂的患者，重度子宫脱垂患者一般需要手术治疗。中医认为，子宫脱垂多由气虚下陷、带脉失约、冲任虚损所致，或在产时用力过度，以及产后过早参加重体力劳动等，损伤胞络及肾气，而使子宫失于维系所致。

## 艾灸气海穴

● **取穴方法** 气海穴位于人体下腹部正中线上，当脐下约5厘米处。

● **操作方法** 将艾条的一端点燃，对应气海穴，约距离皮肤2～3厘米处，进行熏烤，使患者局部有温热感而无灼烧感为宜。每日或隔日治疗1次，5次为1疗程。

● **功效** 振奋阳气，升阳举陷。

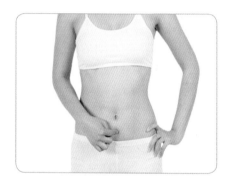

## 四味中药坐浴

● **材料** 白矾、五味子各9克，乌贼骨15克，冰片3克

● **操作方法** 分别将五味药材洗净，放入锅中，加水适量（由于是用于坐浴，水量可多一些），水煎后滤去药渣，取药汁倒入干净的盆中，待温度适宜时坐浴。每天1剂，可反复熏洗2～3次，5剂为1疗程

● **功效** 收敛固涩，固摄胞宫。

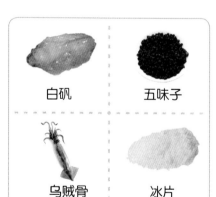

| | |
|---|---|
| 白矾 | 五味子 |
| 乌贼骨 | 冰片 |

## 五倍子煅龙骨冰片糊

● **材料** 药用五倍子、煅龙骨各12克，冰片3克

● **操作方法** 将上述三味药共研细末，用麻油调匀，外敷脐中、脱出之子宫及阴道膨出部位。每日1次，次日取下。

● **功效** 补肾固脱，佐以益气。

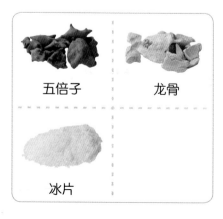

| | |
|---|---|
| 五倍子 | 龙骨 |
| 冰片 | |

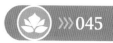
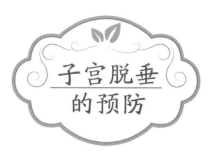

子宫脱垂的患者经受着巨大的生理和心理上的痛苦，既然大家已经认识到这些了，那么怎样预防这种疾病?下面我们就来介绍一些关于子宫脱垂的预防方法。

## 保持心情愉悦

更年期及老年期的妇女，应特别注意劳逸结合，避免过度疲劳，同时，注意保持心情舒畅，减少精神负担，排除紧张、焦虑、恐惧的心情。

## 适当参加锻炼

要注意营养，适当进行身体锻炼，坚持做肛提肌锻炼，以防子宫组织过度松弛或过早衰退。

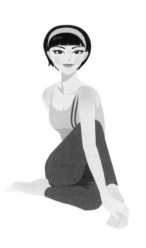

## 定期进行妇科检查

积极防治老年性慢性支气管炎和习惯性便秘，定期进行全身及妇科检查，及早发现和治疗更年期和老年期妇女的各种常见病，能在一定程度上预防子宫脱垂。

## 注意经期保健

卵巢功能与盆腔支持组织的张力有明显的关系。闭经时，卵巢功能减退，雌激素分泌少，致使盆腔支持组织张力减小，发生子宫脱垂。因此，加强经期保健，对预防子宫脱垂的发生也有很大的意义。

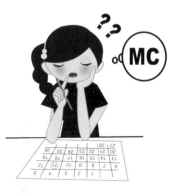

## 做好产后护理工作

产后如长期仰卧，由于支持组织松弛，子宫会常向后倾。子宫后倾的结果是使子宫轴与阴道轴一致，为子宫脱垂创造了条件。故应避免仰卧。产后如过早参加重体力劳动，或有慢性咳嗽、习惯性便秘，或长期从事蹲、站工作，迫使腹压增加，也会引起子宫向下移位。所以产后休息十分重要。

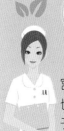

# 子宫内膜异位症

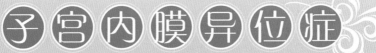

子宫内膜异位症是一种常见的妇科疾病，是子宫内膜组织生长在子宫腔以外引起的病症。最常见的子宫内膜异位症出现于卵巢及输卵管，也有可能出现于子宫肌层、盆腔腹膜，甚至是膀胱及大肠。其中发生于卵巢的子宫内膜异位，可形成内有棕色液体的子宫内膜瘤，所以又有"巧克力肿囊"或"朱古力瘤"之称，会影响怀孕。

**症状**

①痛经：部分患者自述以往月经来潮并无疼痛，从某一时期开始出现痛经。可发生在月经前，月经时及月经后。疼痛伴随月经周期而加重。

②月经过多：患者可有经量增多，经期延长或点滴出血等症状。

③不孕：子宫内膜异位症导致不孕，是不孕的重要致病因素之一。

④性生活疼痛：1/3的子宫内膜异位症患者常诉性交痛。

⑤肠道症状：病灶位于子宫直肠凹陷及直肠附近时，月经期间因病灶充血、水肿，刺激直肠导致肛门坠胀、便频或排便痛、便秘及腹泻。

⑥泌尿系统症状：如果病灶位于膀胱及输尿管时，有周期性尿频、尿痛症状；侵犯膀胱黏膜时，则可发生周期性血尿。

**病因**

①月经疾病：月经周期缩短，月经频发，量多，经期过长，经期腹痛等，这些月经病增加了经血由输卵管道流至盆腔的次数和血量。特别是经期剧烈腹痛者，由于血中前列腺素分泌增多，会引起子宫强烈收缩，增加了经血逆流与子宫内膜碎片随之游离的机会。

②多次行流产或者剖腹产手术：多次做人工流产手术时，很难避免子宫内膜碎片和血液通过输卵管进入盆腔，造成子宫内膜异位。

③长期处于亚健康状态：这是造成子宫内膜异位症的原因之一。

④子宫位置不正：正常子宫位置为前倾前屈，利于经血流出，如果子宫后倾后屈，易造成经血流出不畅，积聚于子宫腔，使子宫腔内的压力增加，给经血逆流进入腹腔创造了条件。

**危害**

①月经不调：患者常有月经周期长短不定，经量增多等现象。

②不孕：约有40%左右患者伴有不孕。

③痛经：痛经是子宫内膜异位症危害中很具有代表性的一种。

④性交疼痛：部分患者会有性交疼痛的症状。

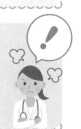

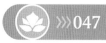
## 对症食疗

# 糯米桂圆红糖粥

 补血化瘀、补虚消炎

- **原料** 糯米100克，桂圆干20克，枸杞5克

- **调料** 红糖10克

- **做法**

①将糯米洗净，浸泡半小时；桂圆干、枸杞分别洗净。

②取一干净的砂锅，往砂锅中加入适量清水，放入浸泡好的糯米，煮至糯米黏稠，加入洗净的桂圆干、枸杞。稍煮片刻，再加入红糖，搅拌均匀，至红糖完全溶化。

③关火，盛出煮好的粥，装入碗中，稍晾凉即可食用。

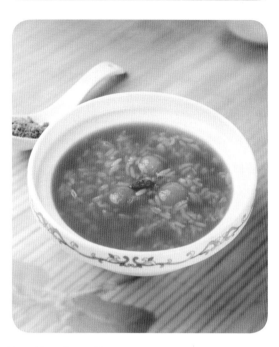

# 黄芪红枣桂圆甜汤

 补虚养血、止痛消炎

- **原料** 黄芪15克，红枣25克，桂圆肉30克，枸杞8克

- **调料** 冰糖30克

- **做法**

①将红枣洗净，去核；黄芪、桂圆肉、枸杞分别洗净。

②取一干净的砂锅，往砂锅中注入适量清水烧开，倒入洗净的黄芪、红枣、桂圆肉及枸杞，烧开后用小火煮20分钟，至药材析出营养成分，放入冰糖，搅拌匀，略煮片刻，至冰糖溶化。

③关火后盛出煮好的甜汤，装入碗中，稍晾凉即可食用。

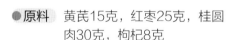

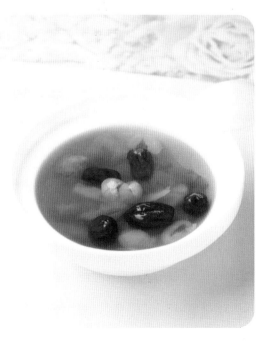

止血止痛、补血活血

# 黑木耳丝瓜汤

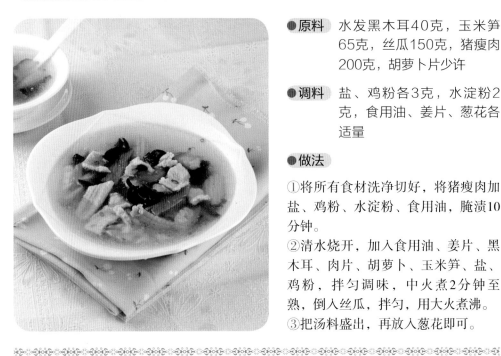

- **原料** 水发黑木耳40克，玉米笋65克，丝瓜150克，猪瘦肉200克，胡萝卜片少许

- **调料** 盐、鸡粉各3克，水淀粉2克，食用油、姜片、葱花各适量

- **做法**

①将所有食材洗净切好，将猪瘦肉加盐、鸡粉、水淀粉、食用油，腌渍10分钟。

②清水烧开，加入食用油、姜片、黑木耳、肉片、胡萝卜、玉米笋、盐、鸡粉，拌匀调味，中火煮2分钟至熟，倒入丝瓜，拌匀，用大火煮沸。

③把汤料盛出，再放入葱花即可。

滋阴养颜、活血排毒

# 黑豆莲藕鸡汤

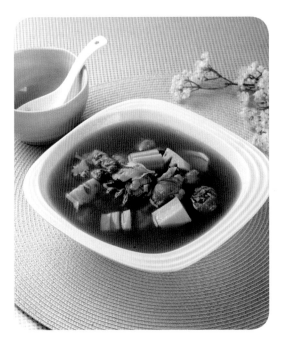

- **原料** 水发黑豆100克，鸡肉300克，莲藕180克

- **调料** 盐、鸡粉各少许，料酒5毫升，姜片少许

- **做法**

①将黑豆洗净；莲藕洗净切成丁；鸡肉洗净斩成小块；向锅中注入清水烧开，倒入鸡块煮片刻，去除血水后捞出，沥干水分，备用。

②向砂锅中注入清水烧开，放入姜片、鸡块、黑豆、藕丁，淋入料酒，煮沸后用小火炖煮约40分钟，至食材熟透，加入盐、鸡粉，搅匀调味，续煮片刻，至食材入味。

③关火后盛出汤料，装入碗中即可。

# 金银花炖鹌鹑

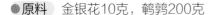 抗菌消炎、止血排毒

- **原料** 金银花10克，鹌鹑200克

- **调料** 盐3克，鸡粉2克，料酒20毫升，姜片、葱段各少许

- **做法**

①将鹌鹑洗净；金银花洗净，向锅中注入适量清水烧开，放入鹌鹑，淋入料酒，煮沸，汆去血水，把鹌鹑捞出，沥干水分，将金银花塞入鹌鹑腹内。
②向砂锅中注入清水，放入鹌鹑，加入姜片、葱段，淋入料酒，烧开后用小火炖40分钟，至食材熟透，加入盐、鸡粉，拌匀调味，把鹌鹑盛出，装入盘中，取出鹌鹑腹内的金银花。
③把鹌鹑装入碗中，盛入汤汁即可。

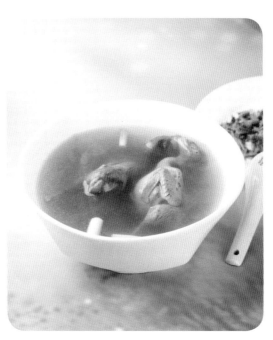

# 玫瑰花桂圆生姜茶

 补虚养血、行经止痛

- **原料** 玫瑰花8克，桂圆干20克，生姜30克，红枣15克，枸杞8克

- **调料** 红糖10克

- **做法**

①将生姜洗净，切片；玫瑰花用热水稍微冲一下；桂圆干、红枣、枸杞分别洗净。
②取一干净的砂锅，往砂锅中注入适量清水，放入洗净的玫瑰花、桂圆干、红枣、枸杞，大火烧开后，转小火炖30分钟，加入红糖，搅拌均匀，至红糖溶化。
③把煮好的茶盛出，装在盘中，稍晾凉即可饮用。

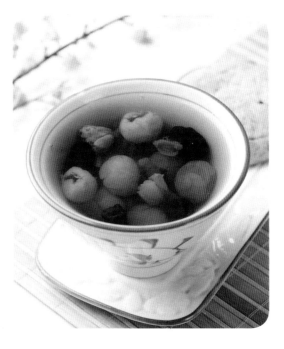

居家
中医疗法

子宫内膜异位症复发率非常高，西药治疗不能使病灶彻底消除，手术后原有病灶易重新生长。因此可以配合一些中医疗法，起到保健治疗的目的。中医认为其病机多由气滞血瘀、寒凝痰阻、气血运行不畅所致。治疗时要以温通经络、活血化瘀、提高免疫功能、调节内分泌功能为主。

## 按摩关元穴

●**取穴方法** 关元穴在下腹部，前正中线上，当脐下约10厘米处。

●**按摩方法** 患者仰卧位。用一手掌按在中下腹部，顺时针方向进行推拿按摩5~7分钟，并按揉关元穴1分钟，然后归回中下腹部，施以震颤法，使下腹腔及盆腔脏器均有震动且有微热为度。

●**功效** 培补元气，导赤通淋。

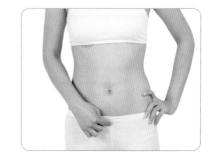

## 艾灸三阴交穴

●**取穴方法** 三阴交穴位于脚内踝尖上7厘米左右，小腿胫骨后缘的地方。

●**操作方法** 将艾条的一端点燃，对应三阴交穴，约距离皮肤2~3厘米处，进行熏烤，使患者局部有温热感而无灼烧感为宜。艾灸（悬灸）10~15分钟。每日或隔日治疗1次，5次为1疗程。

●**功效** 振奋阳气，调理经血。

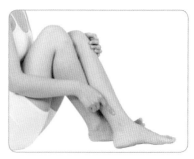

## 当归土元三七沉香糊

●**材料** 当归、土元、三七、沉香各等分，麝香少许，黄酒适量

●**操作方法** 将前四味研为细末，用黄酒调成糊状，加入麝香少许，用消毒棉球裹药适量贴敷于阴道后穹隆结节处，24小时后取出，隔日一次，经期停用，1个月经周期为1疗程。

●**功效** 活血化瘀，行气止痛。

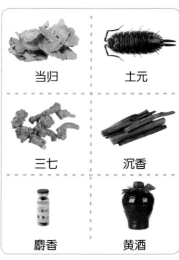

当归

土元

三七

沉香

麝香

黄酒

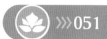
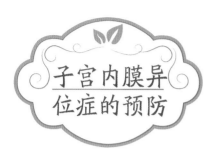

**子宫内膜异位症的预防**

子宫内膜异位症不仅给患者的健康带来伤害，同时还造成很多的严重后果，生活中子宫内膜异位症患者护理不当很容易使病情恶化。那么广大女性朋友应该怎么预防呢？

## 保持良好的心态

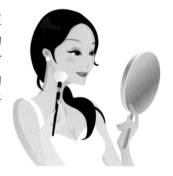

临床病例证明，部分子宫内膜异位症患者与长期压抑的情绪有一定的关系。这种心态使机体免疫系统的功能下降，加上某些诱因，使寒邪与气滞相搏结而在子宫中形成瘀血，即子宫内膜异位症的症状。因此，乐观的心态能使自身的身体机能处于良好的状态，对于预防子宫内膜异位有着极大的作用。

## 发现异常及时检查

有些先天性或后天性引起经血引流不畅的疾病，比如处女膜闭锁、阴道闭锁、宫颈狭窄、子宫畸形（特别是残角子宫）、子宫极度后屈等，都有可能引起经血引流不畅，致使经血逆流入盆腔，发展为子宫内膜异位症。所以对这些疾病应及早检查、治疗。有生殖器官先天性发育异常者，应在初潮年龄时进行手术治疗。月经期应避免不必要的阴道检查和性生活，以便更好地预防子宫内膜异位症。

## 避免意外妊娠

尽量少做人工流产，做好避孕工作，因为人流会严重损坏子宫内膜，从而导致子宫内膜异位症。

## 注意经期的保健

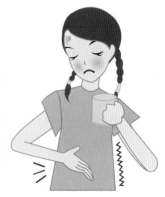

不注意经期卫生、经期过度劳累、经期性生活等都是不可取的，都有可能使月经血的正常排出受到影响，有可能造成子宫内膜异位症。同时，月经期间，也要禁止一切激烈体育运动及重体力劳动。特别是经期要注意控制自己的情绪，不要生闷气，否则会导致内分泌的改变，从而导致子宫内膜异位症的发生。

# 子宫内膜癌

子宫内膜癌起源于子宫内膜腺体的恶性肿瘤，又称子宫体癌，绝大多数为腺癌，为女性生殖器三大恶性肿瘤之一。多发于58～61岁女性，约占女性癌症总数的7%，近年发病率有上升趋势，目前仅次于宫颈癌，居女性生殖系统恶性肿瘤的第二位。

## 症状

早期患者无明显症状，仅在妇科检查时偶现。一旦出现症状，表现为：

①子宫出血：绝经期前后阴道不规则出血，常为少量至中等量出血，很少为大量出血。晚期患者在出血中可能混有烂肉样组织。

②阴道排液：初期可能仅有少量血性白带，后期发生感染、坏死，则有大量恶臭的脓血样液体排出。有时排液可夹杂癌组织的小碎片。

③疼痛：该症状多发生在晚期。如癌组织穿透浆膜或侵蚀宫旁结缔组织、膀胱、直肠或压迫其他组织可引起疼痛，往往呈顽固性和进行性加重，且多从腰骶部、下腹向大腿及膝放射。

## 病因

①体质因素：子宫内膜癌好发人群为肥胖、高血压、糖尿病患者。三者并存称为"子宫内膜的三联征"。

②月经失调：子宫内膜癌患者月经紊乱、量多者，比正常妇女高3倍。

③初潮早与绝经迟：12岁以前比12岁以后初潮者，子宫内膜癌发病率高出60%。子宫内膜癌患者的绝经年龄较正常女性迟6年。

④孕产次：宫内膜癌发生于多产、未产、不孕症者较多。

⑤长期持续的雌激素刺激：子宫内膜受雌激素的长期持续刺激、又无孕激素拮抗，可发生子宫内膜增生症，也可癌变。

## 危害

①导致月经失调：此病患者，月经量多者可比正常妇女高3倍。

②发生多囊卵巢综合征：子宫内膜癌患者，常有不排卵现象发生，直接促使子宫内膜处于高水平、持续性的雌激素作用之下，多囊卵巢综合征便接踵而至。

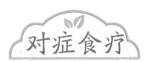

# 牛蒡三丝

 **抗菌消炎、清热解毒**

● **原料** 牛蒡100克，胡萝卜120克，
青椒45克

● **调料** 盐3克，鸡粉2克，水淀粉、
食用油各适量，蒜末、葱段
各少许

● **做法**

①将胡萝卜、牛蒡、青椒洗净切丝；
向锅中注清水，烧开，加入盐、胡萝卜
丝、牛蒡丝，煮1分30秒，捞出备用。
②用油起锅，放入葱段、蒜末、青
椒丝，再放入焯煮过的食材，加入鸡
粉、盐调味，水淀粉勾芡，翻炒入味。
③关火后盛出炒好的食材，装在盘中
即可。

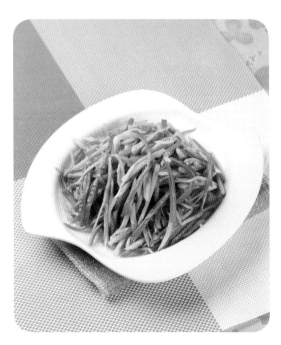

# 清炒生蚝

 **止带消炎、止痛消肿**

● **原料** 生蚝肉180克，彩椒40克

● **调料** 料酒4毫升，生抽3毫升，蚝
油3克，水淀粉3毫升，食用
油适量，姜片、葱段各少许

● **做法**

①将彩椒洗净切块；生蚝肉洗净；清
水烧开，倒入彩椒、生蚝肉，煮半分
钟至断生，捞出。
②用油起锅，放入姜片、葱段爆香，
倒入生蚝肉、彩椒，炒匀，淋入料
酒，加入生抽、蚝油调味，倒入水淀
粉，快速翻炒均匀。
③关火，将食材盛出，装入盘中即可。

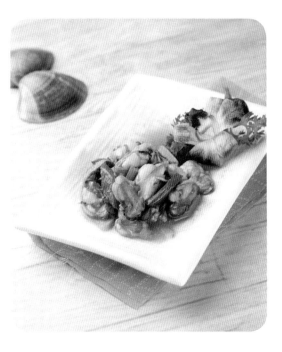

**养血止血、解毒消炎**

# 紫草白芍薏米粥

● 原料　水发大米150克，水发薏米80克，白芍10克，紫草8克

● 调料　冰糖25克

● 做法

①将大米、薏米、白芍、紫草洗净，向砂锅中注清水烧开，放入白芍、紫草，煮沸后转小火煮约20分钟，至其析出有效成分，捞出药材以及杂质。

②再倒入大米、薏米，快速搅拌匀，烧开后用小火续煮约30分钟，至米粒熟透，加入冰糖，转中火拌匀，略煮片刻，至冰糖溶化。

③关火后盛出煮好的粥，装入汤碗中即可。

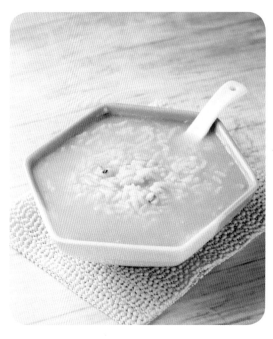

**清热利尿、除烦止渴**

# 肉末西葫芦粥

● 原料　西葫芦120克，肉末100克，水发大米100克

● 调料　盐、鸡粉各2克，香油2毫升，葱花少许

● 做法

①将西葫芦洗净切成丁，大米洗净。

②向砂锅中注入适量清水烧开，倒入洗净的大米，烧开后用小火煮30分钟，至大米熟软。

③倒入西葫芦，放入肉末，搅拌均匀，用小火再煮10分钟，至全部食材熟透，放入适量盐、鸡粉，淋入香油，快速搅动粥至其入味，撒上葱花即可。

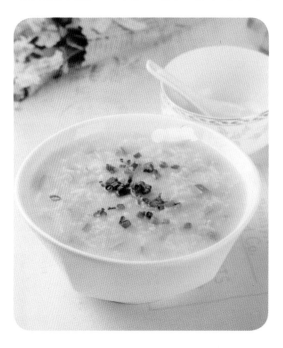

# 胡萝卜玉米牛蒡汤

 抗菌消炎、清热解毒

● **原料** 胡萝卜90克，玉米棒150克，牛蒡140克

● **调料** 盐、鸡粉各2克

● **做法**

①将胡萝卜洗净切成小块；玉米棒洗净切成小块，牛蒡洗净切滚刀块。

②取一干净的砂锅，往砂锅中注入清水，烧开，倒入牛蒡、胡萝卜块、玉米棒，煮沸后用小火煮约30分钟，至食材熟透，加入盐、鸡粉，拌匀调味，续煮片刻，至食材入味。

③关火后盛出煮好的牛蒡汤，装在碗中即可。

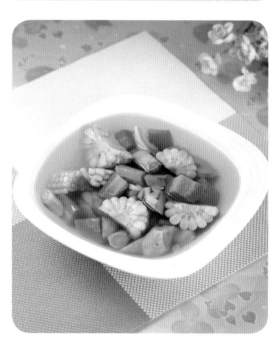

# 乌梅茶树菇炖鸭

 清热解毒、止血止痛

● **原料** 鸭肉400克，水发茶树菇150克，乌梅15克

● **调料** 鸡粉、盐各2克，料酒4毫升，胡椒粉适量，八角、姜片、葱花各少许

● **做法**

①将茶树菇洗净切去老茎；鸭肉洗净，切块；乌梅洗净；向锅中注清水烧开，倒入鸭肉、料酒，余去血水，捞出。

②向砂锅中注入清水烧开，倒入鸭肉、乌梅、姜片、八角、茶树菇、料酒，烧开后用小火炖煮1小时至食材熟软，放入鸡粉、盐、胡椒粉，拌匀调味。

③关火后将煮好的汤料盛入汤碗中，撒入适量葱花即可。

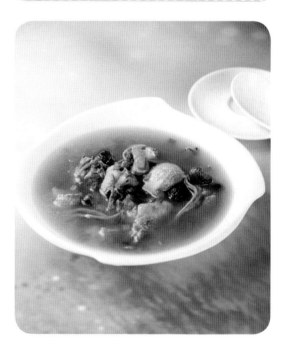

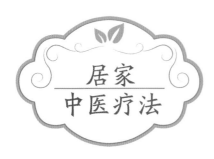

居家
中医疗法

中医治疗早期子宫内膜癌能弥补手术治疗、放射治疗、化学治疗的不足。手术固然能切除癌肿，但还有残癌、区域淋巴结转移或血管中癌栓存在等，运用中医中药术后长期治疗，可以防止复发和转移。

## 艾灸足三里穴

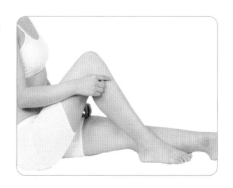

● **取穴方法** 足三里穴位于外膝眼下量4横指，腓骨与胫骨之间，由胫骨旁量1横指处。

● **操作方法** 将艾条的一端点燃，对应足三里穴，约距离皮肤2~3厘米处，进行熏烤，使患者局部有温热感而无灼烧感为宜。艾灸（悬灸）10~15分钟。每日或隔日治疗1次，5次1疗程。

● **功效** 扶正固本，协调三阴，缓解症状。

## 艾灸合谷穴

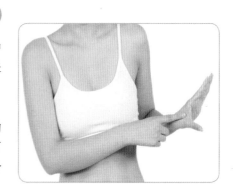

● **取穴方法** 合谷穴位于手背部位，第二掌骨中点，拇指侧。取穴时，以一手的拇指第一个关节横纹正对另一手的虎口边，拇指屈曲按下，指尖所指处。

● **操作方法** 将艾条的一端点燃，对应合谷，约距离皮肤2~3厘米处，进行熏烤，使患者局部有温热感而无灼烧感为宜。艾灸（悬灸）10~15分钟。每日或隔日治疗1次，5次为1疗程。

● **功效** 行气活血，通调气机，镇痛。

## 隔姜灸大椎穴

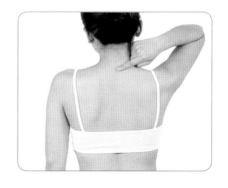

● **取穴方法** 大椎穴位于背部正中线上，第7颈椎棘突下凹陷中。

● **操作方法** 姜片置于大椎穴，艾条点燃，对应大椎穴，距离皮肤2~3厘米处，进行熏烤。每日一次，连续20天。

● **功效** 宣导阳气，消散郁热。

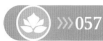
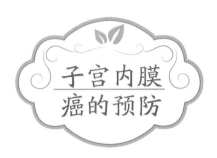

子宫内膜癌是威胁女性健康的一大"杀手"，特别是其早期极易与其他妇科疾病相混淆，造成漏诊、误诊，直接威胁女性的生命。那么，子宫内膜癌如何预防呢？

## 定期进行妇科检查

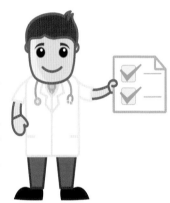

对已经结婚的妇女，应该定期进行防癌检查。特别应将B超检查作为常规检查的必要内容。B超中应特别注意子宫内膜的情况。尤其是高危人群，包括：早来经、晚绝经；长期月经不调；晚婚、不育；有用雌激素及三苯氧胺史；肥胖、糖尿病、高血压；肿瘤家族史；接受放疗史。绝经期女性发现月经紊乱或不规则阴道出血时，应及时去医院就诊，以便排除子宫内膜癌。

## 科学合理用药

正确掌握激素替代治疗的适应症，并合理使用，绝经后妇女更应慎用，应在医生指导下服药，以对抗雌激素的作用。

## 防止其他疾病病变

治疗子宫内膜增生型病变，特别是子宫内膜不典型增生患者，目前已有孕激素治疗子宫内膜增生病变的经验。不少妇女因内膜增生病变而致不育，应用孕激素后不仅可治愈增生病变，而且能妊娠及生育，并能预防子宫内膜癌的发生。

## 养成良好的生活习惯

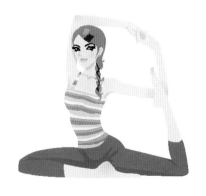

改变不良的生活习惯，控制饮食，加强体育锻炼，通过控制高血压、糖尿病、肥胖等疾病的发生减少子宫内膜癌的发病率。另外，保持愉悦的心情，对于疾病的预防也是非常重要的。

# 宫颈癌

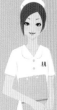

宫颈癌是人体最常见的癌瘤之一，在女性生殖器官癌瘤中占首位。据调查，我国宫颈癌死亡率占总癌症死亡率的第四位，占女性癌的第二位。在我国发病年龄以40～50岁为最多，60～70岁又有一高峰出现，20岁以前少见。但是近年来发病期有年轻化的趋势。该病初期没有任何症状，后期可出现异常阴道流血，因此容易造成治疗上的延误。

## 症状

早期宫颈癌没有明显的症状和体征。随着病情进展，可见：

①白带增多：为宫颈癌常见症状，约80%的宫颈癌患者有此症状。

②阴道不规则出血：早期多为接触性出血；中晚期则表现为不规则阴道流血。出血量根据病灶大小和侵及间质内血管情况而不同。晚期癌肿侵蚀大血管后，可引起致命的大量阴道流血。

③阴道排液：多数患者可见阴道排液增多，呈白色或血性，状如水样或者米汤样，伴有腥臭味。晚期因癌组织破溃，组织坏死，继发感染等，有大量脓性或米汤样恶臭白带排出。

## 病因

①与性生活的关系：性生活过早（18岁前即有性生活）、性伴侣较多且性生活过于频繁者，患宫颈癌的机率比较大。

②病毒或真菌感染：与宫颈癌的发生有关。

③与生活环境的关系：营养不良、卫生条件差也可导致疾病的发生。吸烟女性宫颈癌发病率比不吸烟女性高2倍。不同地区的不同的生活习惯也可能影响宫颈癌的发病率。此外，妇女免疫功能低下，不良的精神因素都与宫颈癌的发生有关。

## 危害

①对子宫造成致命伤害：严重者不得不切除子宫，已达到保全生命的目的，这无情地剥夺了女性成为母亲的权利。

②导致身体多部位的病变：直接导致腰腹酸痛、阴道出血及白带恶臭。一旦癌细胞扩散，则会累及其他脏腑。

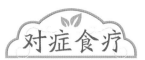
对症食疗

# 黑木耳拌海蜇丝

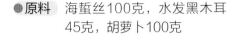 清热解毒、补血活血

- **原料** 海蜇丝100克，水发黑木耳45克，胡萝卜100克

- **调料** 盐3克，鸡粉2克，香油2毫升，生抽、陈醋各4毫升，香菜15克，蒜末少许

- **做法**

①将胡萝卜、黑木耳、香菜洗净，切好；海蜇洗净。

②向锅中注入清水烧开，放入盐、黑木耳丝、胡萝卜丝、海蜇丝，煮至熟软，将食材捞出，沥干水分。

③将食材装入碗中，加入蒜末、盐、鸡粉、香菜，淋入香油、生抽、陈醋，搅拌至食材入味。将碗中拌好的食材盛出，装入盘中即可。

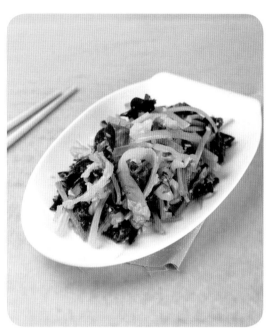

# 香菇炒竹笋

 滋阴凉血、清热益气

- **原料** 鲜香菇60克，竹笋120克，红椒10克

- **调料** 盐、鸡粉各3克，料酒4毫升，水淀粉、生抽、老抽、食用油各适量，姜片、蒜末、葱花各少许

- **做法**

①将香菇、红椒洗净切成小块；竹笋洗净切成片。

②向锅中注入适量清水烧开，倒入竹笋、香菇，煮至八成熟，捞出备用。

③用油起锅，放入姜、蒜、红椒爆香，倒入竹笋和香菇，淋入料酒炒香，加入生抽、老抽、盐、鸡粉、水淀粉，快速炒匀，再撒上葱花即可。

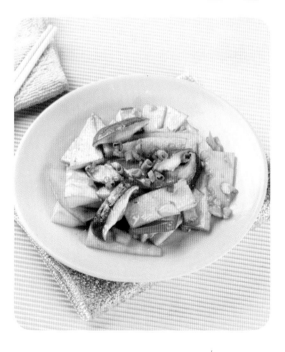

活血化瘀、清热解毒

# 山楂芡实陈皮粥

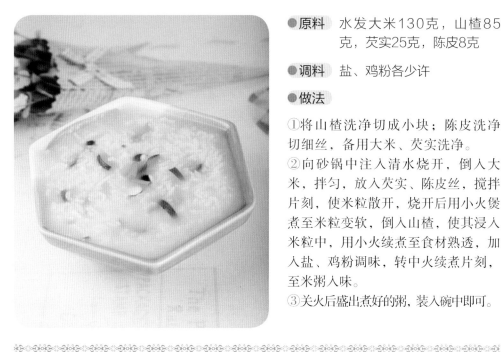

● **原料** 水发大米130克，山楂85克，芡实25克，陈皮8克

● **调料** 盐、鸡粉各少许

● **做法**

①将山楂洗净切成小块；陈皮洗净切细丝，备用大米、芡实洗净。

②向砂锅中注入清水烧开，倒入大米，拌匀，放入芡实、陈皮丝，搅拌片刻，使米粒散开，烧开后用小火煲煮至米粒变软，倒入山楂，使其浸入米粒中，用小火续煮至食材熟透，加入盐、鸡粉调味，转中火续煮片刻，至米粥入味。

③关火后盛出煮好的粥，装入碗中即可。

止带止痛、清热利湿

# 香菇薏米粥

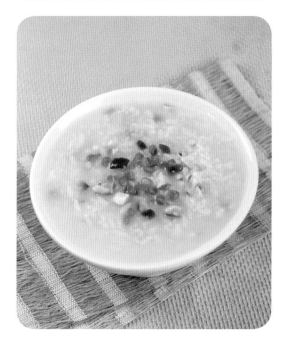

● **原料** 香菇35克，水发薏米60克，水发大米85克

● **调料** 盐、鸡粉各2克，食用油适量，葱花少许

● **做法**

①将香菇洗净切丁，装入碟中；薏米、大米洗净。

②向砂锅中注入清水，用大火烧开，放入薏米、大米，搅匀，加入食用油，烧开后用小火煮30分钟，至食材熟软，放入香菇，用小火续煮10分钟，至食材熟烂，放入盐、鸡粉，拌匀调味。

③盛出煮好的粥，装入碗中，再放上葱花即可。

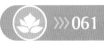
# 竹荪炖黄花菜

 清热消炎、止血利湿

- **原料** 猪瘦肉130克，水发黄花菜120克，水发竹荪90克

- **调料** 盐、鸡粉各2克，料酒4毫升，姜片、花椒各少许

- **做法**

①将竹荪、黄花菜、猪瘦肉洗净切好，备用。

②向砂锅中注入清水，烧开，放入花椒、姜片、猪瘦肉块、黄花菜、竹荪，淋入料酒，搅拌匀，去除腥味，煮沸后用小火炖煮约20分钟，至食材熟透，加入盐、鸡粉调味，再转大火略煮片刻，至汤汁入味。

③关火后盛出炖好的汤，装入汤碗中即可。

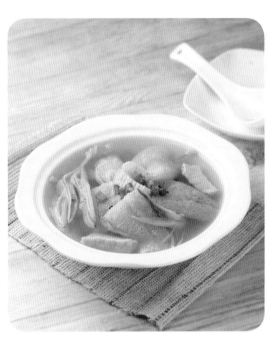

# 雪梨无花果鹧鸪汤

 清热解毒、消肿消炎

- **原料** 雪梨1个，鹧鸪200克，无花果20克

- **调料** 盐、鸡粉各2克，料酒4毫升，姜片少许

- **做法**

①将雪梨去核，洗净，切块；鹧鸪洗净切块；清水烧开，倒入鹧鸪块，汆煮去血渍，捞出备用。

②向砂锅中注入清水，烧开，放入无花果、姜片、鹧鸪块，淋入料酒提味，烧开后用小火炖煮约40分钟，至食材熟软，倒入雪梨块，续煮约15分钟，至全部食材熟透，加入盐、鸡粉，搅匀调味，略煮片刻，至汤汁入味。

③关火后盛出煮好的汤，装在汤碗中即可。

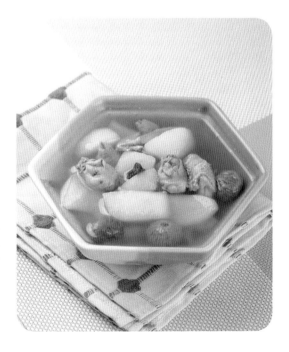

## 补气和血、抗肿消炎

# 猕猴桃银耳羹

● **原料** 猕猴桃70克，水发银耳100克

● **调料** 冰糖20克，食粉适量

● **做法**

①将银耳洗净切小块；猕猴桃去皮，洗净切片；向锅中注入清水，烧开，加入食粉、银耳，拌匀，煮至沸腾，将银耳捞出，沥干水分，备用。

②向砂锅中注入清水，烧开，放入银耳，用小火煮10分钟，放入猕猴桃，拌匀，加入冰糖，煮至溶化，拌匀，使味道更均匀。

③盛出煮好的甜汤，装入碗中即可。

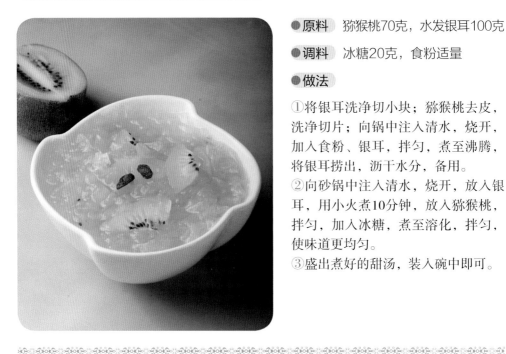

## 清热解毒、消肿止痛

# 橄榄白萝卜排骨汤

● **原料** 排骨段300克，白萝卜300克，青橄榄25克

● **调料** 盐、鸡粉各2克，料酒适量，姜片、葱花各少许

● **做法**

①将白萝卜洗净切小块；排骨段洗净；青橄榄洗净；清水烧开，放入排骨段，煮约1分钟，氽去血水，捞出。

②砂锅中清水烧热，倒入排骨、青橄榄、姜片，淋入料酒提味，烧开后用小火煮约1小时至食材熟软，放入白萝卜块，煮沸后用小火续煮约20分钟至食材熟透，加入盐、鸡粉。

③关火后盛出煮好的汤，装入汤碗中，撒入葱花即可。

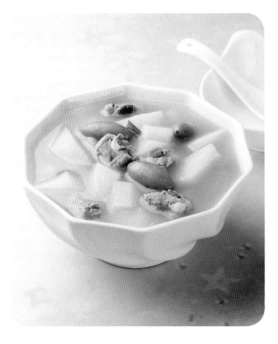

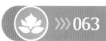
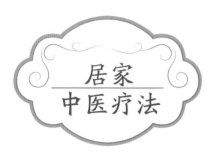

宫颈癌的治疗是一个艰辛的过程，每一步都影响着患者的生活质量，除了配合西医治疗，中医治疗宫颈癌在这个时候更加突显它的优势。通过中医的调理起到固本培元、调节机体阴阳平衡、调动全身免疫功能的目的，从而阻断或抑制癌细胞的产生，有助于患者快速康复。

##  明矾雄黄没药糊

●**材料** 明矾6克，雄黄7.2克，没药3.6克

●**操作方法** 先将明矾研细末，置小罐内煅烧至冒清白烟，上下通红后停火，冷置一夜，取出研末。再加雄黄、没药共研细末，用水调制成杆状或饼状，阴干后即可。每次1~2个，经阴道插至宫颈创面上。适用于早期宫颈癌。

●**功效** 扶正祛邪，托疮生肌。

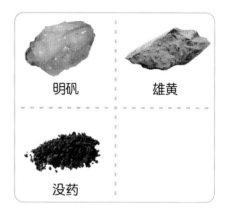

明矾　　　雄黄

没药

##  艾灸足三里穴

●**取穴方法** 足三里穴在外膝眼下10厘米，距胫骨前嵴1横指，胫骨前肌上。取穴时，由外膝眼向下量4横指，在腓骨与胫骨之间，由胫骨旁量1横指，该处即是。

●**操作方法** 将艾条的一端点燃，对应足三里穴，约距离皮肤2~3厘米处，进行熏烤，使患者局部有温热感而无灼烧感为宜。每日或隔日灸1次，每次10~15分钟。

●**功效** 固本培元，调理三阴。

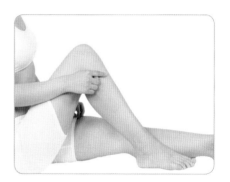

## 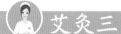 艾灸三阴交穴

●**取穴方法** 三阴交穴位于脚内踝尖上7厘米左右，小腿胫骨后缘的地方。

●**操作方法** 将艾条的一端点燃，对应三阴交穴，约距离皮肤2~3厘米处，进行熏烤。每日或隔日灸1次，每次10~15分钟。

●**功效** 固本培元，行气活血。

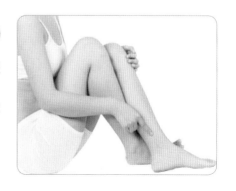

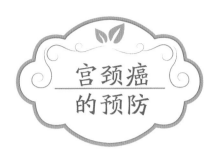

## 宫颈癌的预防

癌症在形成之前都有一个相当长的癌前病变期，在癌瘤形成前的发展过程中又有一个相当长（平均约为10年）的原位癌阶段，因此利用宫颈细胞刮片和宫颈活检，完全有可能在病变期和原位癌阶段发现。此外，要积极地预防宫颈癌，还应做到以下几点。

 **定期进行妇科检查**

成年妇女需每年做一次检查。如果发现病变应及时治疗，这样不仅可以防止癌症的扩散，而且还助于减小癌变严重时需切除子宫和卵巢的风险。此外，要防止宫颈糜烂、息肉、湿性疣和白斑等宫颈炎性疾病病变。

 **注意性生活卫生**

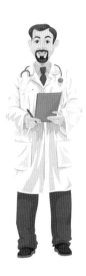

加强性卫生教育及婚前健康检查与指导，提倡夫妻双方性交前用清水洗外生殖器，清除龟头沟内积存的包皮垢。患有包茎或包皮过长的男子，需进行医学处理。

 **避免营养缺乏**

一些抗氧化微量营养元素，如β-胡萝卜素、维生素A、维生素C、维生素E等，可预防宫颈癌的发生。

 **避免吸烟**

避免吸烟可预防宫颈癌的发生。吸烟可增加浸润性宫颈癌的发生率，尤其是鳞状细胞癌。吸烟会降低人体对维生素C的摄入量，从而加大宫颈癌发生的危险性。同时长时间的吸烟可削弱机体的免疫能力。

 **减少口服避孕药**

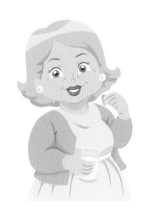

屏障避孕及杀精子的避孕用品可降低宫颈癌的发生危险性约50%。长时间使用口服避孕药（>5年）与宫颈癌的发生可能有关。使用避孕药的时间越长，发生宫颈癌的危险性越大。

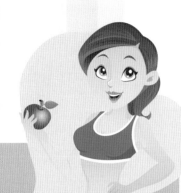

# Part 2

**乳房病了，受损的不仅仅是外在美丽**

# 乳房常见病症的
# 防治与食疗

　　乳房是女性哺育后代的重要器官，主要由乳腺和其他肌肉组织组成。丰满、健康的胸部，是构成女性优美、流畅曲线不可分割的一部分，也是女性的魅力所在。但是乳房也是非常脆弱的，外力刺激、个人卫生、情志的因素等都会影响其健康。如果平时不多加关爱，就会使它受到伤害，引发乳腺炎、乳腺增生，甚至发展为乳腺癌，危及生命。因此，女性日常生活中要多注意关爱乳房的健康，从平日的自我检查做起，发现疾病及时到医院进行对症治疗。

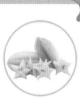

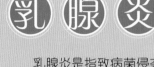

# 乳腺炎

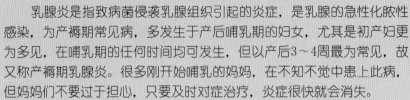

乳腺炎是指致病菌侵袭乳腺组织引起的炎症，是乳腺的急性化脓性感染，为产褥期常见病，多发生于产后哺乳期的妇女，尤其是初产妇更为多见，在哺乳期的任何时间均可发生，但以产后3～4周最为常见，故又称产褥期乳腺炎。很多刚开始哺乳的妈妈，在不知不觉中患上此病，但妈妈们不要过于担心，只要及时对症治疗，炎症很快就会消失。

**症状**

①急性单纯性乳腺炎初期主要是乳房胀痛；使局部皮温高、压痛；出现边界不清的硬结，有触痛。

②急性化脓性乳腺炎局部皮肤红、肿、热、痛，出现较明显的硬结，触痛明显，同时患者可见寒战、高热、头痛、无力、脉快等全身症状。腋下可出现肿大的淋巴结，伴有触痛，实验室检查白细胞计数升高，严重时可合并败血症。

③脓肿形成：由于治疗措施不得力或病情进一步加重，使局部组织发生坏死，大小不等的感染灶相互融合形成脓肿。脓肿可为单房性或多房性。浅表的脓肿易被发现，较深的脓肿波动感不明显，不易发现。

**病因**

①乳汁淤积：给细菌生长营造了条件，促使炎症发生。造成乳汁淤积的原因包括：乳房先天条件不好，如乳头过小或内陷，妨碍哺乳；哺乳不及时或不频繁，乳汁过多，排空不完全，产妇没有及时将乳房内多余乳汁排空。

②细菌侵袭：乳头内陷使婴儿吸乳困难，易造成乳头周围不同程度的糜烂或者溃疡，使细菌沿淋巴管入侵造成感染。另外婴儿经常含乳头而睡，也可使婴儿口腔内细菌直接侵入蔓延至乳管，扩散至乳腺间质引起化脓性感染。其致病菌以金黄色葡萄球菌为常见。

③产后机体免疫力下降：乳头部潮湿与温度的升高，更易造成细菌的感染。免疫力良好者，病变可以停留在轻度炎症或蜂窝织炎期，可自行吸收。免疫力差者，易致感染扩散，形成脓肿，甚至脓毒血症。

**危害**

①如不及时治疗，发展严重可伴有高烧、寒战、乳房肿痛明显，局部皮肤红肿，有硬结、压痛，患侧腋下淋巴结肿大，压痛。

②若治疗不当，脓肿可穿破胸大肌筋膜前疏松结缔组织，形成乳房后脓肿；乳汁自创口溢出形成乳漏，甚者可发生脓毒败血症。

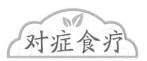

对症食疗

# 莴笋炒百合

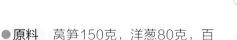 清热解毒、通乳补气

- **原料** 莴笋150克，洋葱80克，百合60克

- **调料** 盐3克，鸡粉、水淀粉、香油、食用油各适量

- **做法**

①将洋葱去皮，洗净切成小块；莴笋洗净切成片。

②清水烧开，加盐、食用油、莴笋片，略煮片刻，放入百合，再煮半分钟，至食材断生后捞出备用。

③用油起锅，加洋葱块，大火炒香，倒入莴笋片和百合、盐、鸡粉，用水淀粉勾芡，淋入香油，快速翻炒片刻，至食材熟软、入味。关火后将炒好的食材盛入盘中，摆好即可。

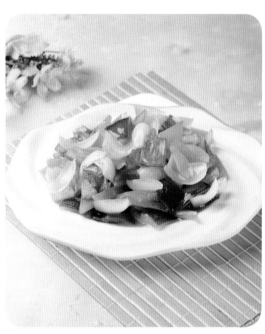

# 猴头菇扒油菜

 清热解毒、补气消肿

- **原料** 上海青200克，水发猴头菇70克，鸡汤150毫升

- **调料** 盐3克，料酒5毫升，水淀粉4毫升，胡椒粉、食用油各适量，姜片、葱段各少许

- **做法**

①将上海青洗净切成瓣；猴头菇洗净切成片。

②清水烧开，加盐、食用油、上海青，煮至断生捞出；猴头菇倒入沸水锅中，煮至断生捞出；上海青摆盘。

③用油起锅，加姜片、葱段爆香，放入猴头菇、料酒、鸡汤、盐、胡椒粉、水淀粉翻炒至熟，浇在上海青上。

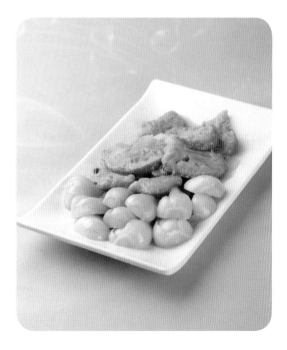

通经下乳、清热解毒

# 茭白鸡丁

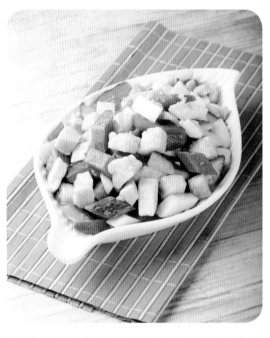

- **原料** 鸡胸肉丁250克，茭白100克，黄瓜100克，胡萝卜90克，彩椒50克

- **调料** 盐、鸡粉各3克，水淀粉9毫升，料酒8毫升，油适量，蒜末、姜片、葱花各少许

- **做法**

①将各食材洗净切好，鸡丁中加盐、鸡粉、水淀粉、油，腌渍10分钟。

②清水烧开，放盐、鸡粉、胡萝卜、茭白，煮1分钟至断生，捞出；鸡丁倒入沸水锅中，汆至转色，捞出。

③用油起锅，放入姜、蒜、葱、鸡肉丁、料酒、黄瓜、胡萝卜、茭白、盐、鸡粉，炒匀，水淀粉勾芡即可。

清热消炎、通乳止血

# 黄花菜猪肚汤

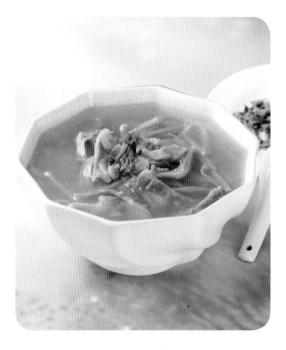

- **原料** 熟猪肚140克，水发黄花菜200克

- **调料** 盐、鸡粉各3克，料酒8毫升，姜末、葱花各少许

- **做法**

①将熟猪肚切成条；黄花菜洗净去蒂，备用。

②向砂锅中注入清水，放入猪肚，加入姜末，淋入料酒，用小火煮20分钟，倒入黄花菜，搅匀，续煮15分钟，至全部食材熟透，加入盐、鸡粉调味。

③关火后盛出煮好的汤，装入碗中，撒上葱花即可。

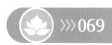
# 红枣白萝卜猪蹄汤

 养颜补血、清热解毒

- **原料** 白萝卜200克，猪蹄400克，红枣20克

- **调料** 盐、鸡粉各2克，料酒16毫升，胡椒粉2克，姜片少许

- **做法**

① 将白萝卜洗净切块；猪蹄、红枣洗净；清水烧开，倒入猪蹄、料酒，煮沸捞出备用。

② 向砂锅中加水烧开，倒入猪蹄、红枣、姜片、料酒，搅拌匀，烧开后用小火煮40分钟，至食材熟软，倒入白萝卜，用小火续煮20分钟，至全部食材熟透，放入盐、鸡粉、胡椒粉，搅拌片刻，至食材入味。

③ 将煮好的汤盛出，装入碗中即可。

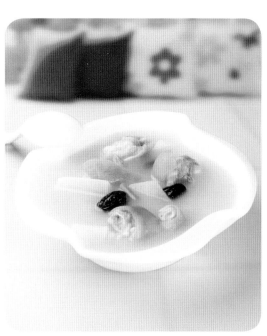

# 丝瓜蛤蜊豆腐汤

 解毒消肿、通经下乳

- **原料** 蛤蜊400克，豆腐150克，丝瓜100克

- **调料** 盐、鸡粉各2克，胡椒粉、食用油各适量，姜片、葱花各少许

- **做法**

① 将丝瓜去皮，洗净，切块；豆腐洗净，切块；蛤蜊切开，去除内脏，清洗干净，备用。

② 清水烧开，加入食用油、盐、鸡粉、姜片、豆腐块、蛤蜊，大火煮至蛤蜊肉熟软，倒入丝瓜块，再煮至食材熟透，撒上胡椒粉，续煮片刻。

③ 关火后盛出蛤蜊豆腐汤，装入汤碗中，撒上葱花即可。

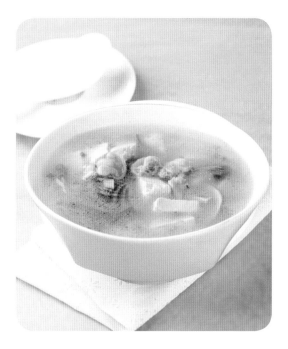

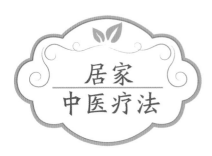

居家
中医疗法

近年来，乳腺疾病居高不下，很多哺乳期妈妈都会遇到急性乳腺炎的情况。不仅妈妈备受痛苦，宝宝吃奶也成了妈妈的一块心病。其实只要每天自己动手，对乳房进行保养，拥有健康的乳房并不是梦。

## 按摩乳房

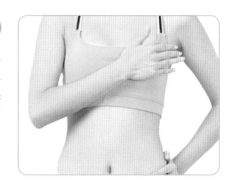

●**按摩方法** 一只手用热毛巾捂住乳房，另一只手放在乳房的上侧，按顺时针方向揉按乳房5~10分钟，动作要轻柔，不可太用力，一侧按摩完毕之后，再按摩另一侧，每天1~2次。

●**功效** 舒经活络，顺气调血。

## 揉压乳房

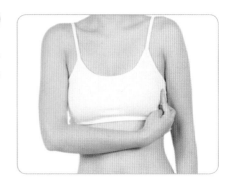

●**操作方法** 用手掌的小鱼际或大鱼际着力于患部，在红肿胀痛处施以轻揉手法，有硬块的地方反复揉压数次，直至肿块柔软为止。

●**功效** 祛瘀散结，通经活血。

## 五倍子陈醋敷贴

●**材料** 五倍子10~20克，陈醋适量

●**操作方法** 先将五倍子碾细，过筛取细末，加陈醋适量调和，静置片刻后入瓷罐或瓦罐中储存。用时将五倍子膏置于不吸水纸上，约2~3毫米厚，敷患处，外贴脱敏胶布固定，2天换1次药，间隔1天之后再贴。

●**功效** 消肿止痛，调节血液循环。

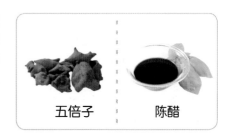

五倍子　　陈醋

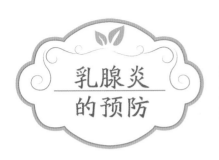

乳腺炎
的预防

很多妈妈产后都有过患乳腺炎的经历，回想起来，那种痛楚妈妈们一定记忆犹新，为了避免产后哺乳期急性乳腺炎，准妈妈们从妊娠后期就要开始着手预防。

 ## 避免乳汁淤积

可在怀孕6个月左右就开始按摩乳房，每日坚持，不仅可以通畅乳腺，使哺乳期疼痛减少，还可以降低哺乳后乳腺炎和乳腺癌的发病几率。

 ## 注意日常保护

有乳头内陷的女性，如症状较重，应在怀孕前及时通过手术纠正。症状较轻者，应经常用手挤一挤或用一次性注射器负压吸引。妊娠后期要经常用温水擦洗乳房、乳头，减少细菌附着，增强乳头皮肤抗病能力。保持乳房清洁，防止乳房损伤，以免引起细菌感染。如果乳头出现破损或皲裂，应及时治疗，避免细菌通过破损口损害乳腺管。

 ## 杜绝不良生活习惯

哺乳期的妈妈最好不要让宝宝含着乳头睡觉，哺乳后要用胸衣将乳房托起。断奶时应逐渐减少哺乳次数后再断奶，避免乳汁蓄积过多而引起急性乳腺炎。处于发育期的少女生活中要注意睡姿，玩耍、体育活动时避免碰撞到乳房，穿着合适的胸衣。忌束胸、长期一种睡姿，否则极易引起乳房周围血流不畅，引发炎症病灶。

 ## 清淡饮食

乳腺炎患者饮食宜清淡，忌辛辣刺激食物，急性乳腺炎为热毒蕴结所致，辛辣刺激食物可助热生火，使炎症进一步扩散，故应忌食辣椒、辣酱、辣油、芥末、榨菜、咖喱、大蒜等；忌食温热性食物，如鸡肉、羊肉、狗肉、雀肉、雀蛋、茴香、生姜、酒、香菜、荔枝、桂圆肉等，这些食物易生热助火，使病情加重。

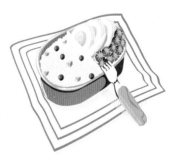

# 乳腺增生

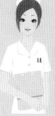

乳腺增生是女性最常见的乳房疾病，其发病率占乳腺疾病的首位。乳腺增生指是正常乳腺小叶生理性增生与复旧不全，乳腺正常结构出现紊乱，多发于30～50岁女性，发病高峰为35～40岁。本病有恶变发展为乳腺癌的可能，其恶变率为2%～4%。因此，女性最好经常自我检查，发现异常情况，及时就医，配合治疗。

## 症状

①乳房疼痛：常为胀痛或刺痛，可累及一侧或两侧乳房。月经周期与情绪变化有关的疼痛是乳腺增生临床表现的最主要特点。

②乳房肿块：可见于单侧或双侧乳房内，单个或多个，好发于乳房外上象限。大小不一，小者如玉米粒般大，大者可逾3～4厘米。肿块大小质地随月经周期而变化，月经前肿块增大变硬，月经来潮后肿块缩小变软。

③情志受影响：情志不畅或心烦易怒，精神紧张或劳累后加重。

④月经失调：本病患者可见月经前后不定期，量少或色淡，可伴痛经。

⑤乳头溢液：少数患者可见乳头溢液，多为自发性，也有患者挤压乳头可见有血性溢液或者乳白色液体、草黄色或棕色浆液性溢液溢出。

## 病因

①情志因素：不良情志，使本来应该复原的乳腺增生组织得不到复原或复原不全，久而久之，便形成乳腺增生。

②长期佩戴不适合的胸衣：乳罩过大或者过小都会诱发乳腺的疾病。

③多次人流：人工流产不同于自然分娩，前者是强行中止妊娠，后者是自然的生理过程。随着妊娠后激素水平的升高，乳腺开始发生变化，乳房会逐渐发胀、饱满、增大，周围乳晕色素也会增加。而将其强行终止，则容易诱发乳腺增生。

④性生活过少：女性的乳房不仅是哺乳器官，同时也是性器官。性生活时，乳房会发生周期性变化，对乳腺功能起到调节作用。如果长期缺乏性生活，就会阻碍乳房正常生理现象，诱发疾病。

## 危害

①乳腺增生的危害主要表现为周期性的乳房疼痛，乳腺腺体增厚或出现团块，并有压痛。

②乳腺增生最受女性关注的危害，就是有可能发生癌变，造成乳腺癌的发生。

## 对症食疗

# 老醋海蜇

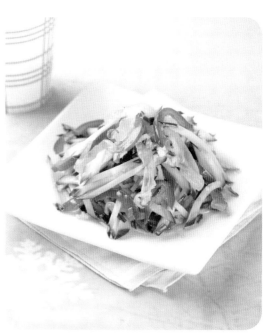 清热解毒、消肿抗炎

- **原料** 水发海蜇90克，黄瓜100克，彩椒50克

- **调料** 白糖4克，盐少许，陈醋6毫升，香油2毫升，食用油适量，蒜末、葱花各少许

- **做法**

① 将彩椒、黄瓜、海蜇洗净切条，备用。
② 向锅中注入清水烧开，放入海蜇，煮2分钟至其断生，捞出；放入彩椒，略煮片刻，捞出，沥干水分，备用。
③ 把黄瓜倒入碗中，放入海蜇和彩椒、蒜末、葱花、陈醋、盐、白糖、香油，拌匀。将拌好的食材盛出，装入盘中即可。

# 山楂玉米粒

 活血化瘀、防癌抗癌

- **原料** 鲜玉米粒100克，水发山楂20克

- **调料** 盐3克，鸡粉2克，水淀粉、食用油各适量，姜片、葱段各少许

- **做法**

① 将玉米粒洗净；山楂洗净；向锅中注入适量清水，烧开，加入玉米粒，煮1分钟，放入泡发洗好的山楂，煮片刻，捞出玉米粒和山楂，沥干备用。
② 另起锅，注油烧热后下入姜片、葱段炒香，倒入玉米和山楂，快速拌炒均匀。
③ 加入盐、鸡粉、水淀粉，快速炒匀至锅中食材入味即可。

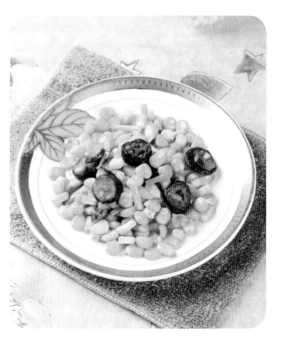

**清热消肿、活血化瘀**

# 玫瑰薏米粥

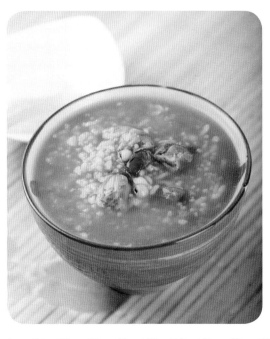

● 原料　水发大米90克，水发薏米80克，水发小米各80克，玫瑰花6克

● 调料　红糖50克

● 做法

①将大米、薏米、小米洗净，用清水浸泡半小时；向砂锅中注入清水，烧开，放入玫瑰花，拌匀，倒入大米、薏米、小米，拌匀，使米粒散开，烧开后用小火煮约30分钟，至食材熟透。

②倒入红糖，快速拌匀，转中火，再煮片刻，至糖分完全溶于米粥中。

③关火后盛出煮好的米粥，装入碗中，待稍微冷却后即可食用。

**止血消炎、清热利湿**

# 黄花菜芋头粥

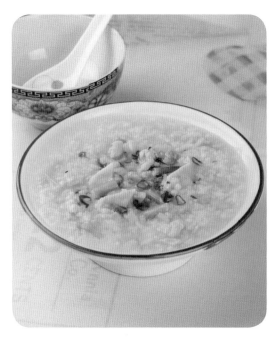

● 原料　水发大米110克，水发黄花菜100克，香芋、猪瘦肉各90克

● 调料　盐3克，鸡粉2克，水淀粉、香油、食用油各适量，葱花少许

● 做法

①将香芋洗净去皮切小丁块；黄花菜洗净切段；猪瘦肉洗净切丁，装入碗中，加入调味料，腌渍入味。

②向砂锅中注水烧开，倒入大米，煮沸后用小火煮至米粒变软，倒入黄花菜、香芋丁，续煮至食材熟软。

③倒入肉丁，用大火煮至肉质熟透，加入盐、鸡粉，淋入香油，续煮至调味料溶入粥中，撒上葱花即可。

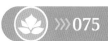
# 白萝卜粉丝汤

 清热解毒、止痛消肿

- ●原料　白萝卜400克，水发粉丝180克，香菜20克，枸杞少许
- ●调料　盐3克，鸡粉2克，食用油适量，葱花少许
- ●做法

①将所有食材洗净切好，备用。

②用油起锅，倒入白萝卜丝，炒至变软，注入清水，撒上枸杞、盐、鸡粉调味，烧开后用中火续煮至食材七成熟，放入粉丝，转大火煮至沸，放入香菜、葱花，续煮片刻。

③关火后盛出煮好的萝卜粉丝汤，装入碗中即可。

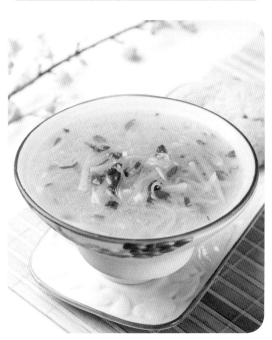

# 柑橘山楂饮

 通经下乳、消炎抗菌

- ●原料　柑橘100克，山楂80克
- ●调料　冰糖适量
- ●做法

①将柑橘剥皮，果肉分成瓣，洗净；山楂洗净，果肉切成小块。

②取一干净的砂锅，往砂锅中注入清水，用大火烧开，倒入剥好的柑橘及切好的山楂，转用小火煮约15分钟，至其析出有效成分，略微搅动片刻，使汤水更浓郁。

③将煮好的柑橘山楂饮盛出，装入碗中，按个人口味加入适量冰糖调味即可饮用。

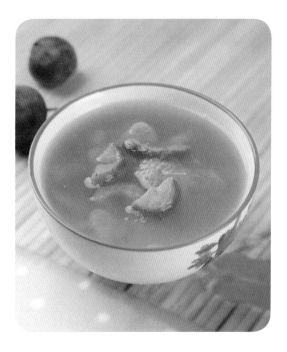

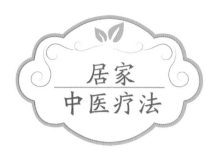

中医认为肝、肾两经与乳房关系最密切。平素情志抑郁，气滞不舒，蕴结于乳房，乳络经脉阻塞不通，不通则痛；肝气郁久化热，热灼津液为痰，气滞、痰凝、血瘀即可形成肿块。中医治疗乳腺增生病有许多极具特色疗法，如刮痧、拔罐等，一般作为辅助性疗法，可获得一定的疗效。

##  按摩阿是穴

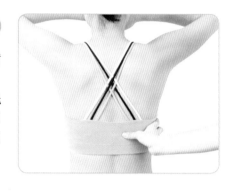

●**取穴方法** 阿是穴无固定名称与位置，是指病痛局部或与病痛有关的压痛或缓解点。

●**按摩方法** 用手掌按压在阿是穴上，在表面先以顺时针的方向摩动2分钟，再以逆时针方向回旋摩动2分钟。操作时指或掌不要紧贴皮肤，只在皮肤表面做回旋性的摩动，以热为度。

●**功效** 消肿止痛，调理气血。

##  侧推按摩乳房

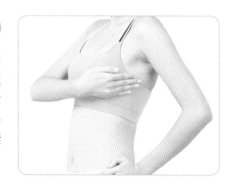

●**按摩方法** 按摩左侧乳房时要抬起左手，可用指尖向后揾左耳，此时前臂向前与身体呈垂直状态。用右手掌根和掌面自胸正中部着力，横向推按左侧乳房至腋下，返回时用五指指肚将乳房组织带回，反复20~50次。以同样的步骤在右侧再做一遍。

●**功效** 消肿止痛、调理气血。

##  刮膻中穴

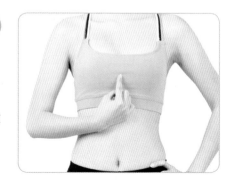

●**准备工具** 刮痧板、按摩油

●**取穴方法** 膻中穴位于两乳头连线正中处。

●**操作方法** 在需要刮痧的穴位部涂抹按摩油，以单角刮法自上而下刮膻中穴。以皮肤微微发红，有痛感为度。

●**功效** 理气化痰，通经活络，消肿化瘀。

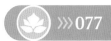
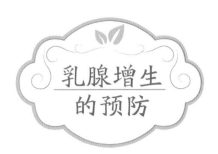

**乳腺增生的预防**

乳腺增生是一种很常见的妇科病，其发病大多数由于不良的生活习惯引起。因此，想要预防乳腺增生首先就要从良好的生活习惯做起。

 **日常保养**

不良的情绪，可造成神经衰弱，内分泌失调，导致病情加重，故应避免各种不良的心理刺激。女性选择和佩戴胸衣时要以合体、舒适为原则，佩戴胸衣的时间最好不要超过8小时。

 **注意饮食调节**

控制动物蛋白的摄入，以免雌激素过多，造成乳腺增生。适当补充维生素、矿物质元素，人体如果缺乏B族维生素、维生素C或钙、镁等微量元素，前列腺素E的合成就会受到影响，乳腺就会在其他激素的过度刺激下出现或加重增生。

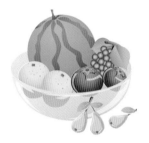

 **保持和谐的性生活**

和谐的性生活可以有效地调节激素的分泌，增加对乳腺的保护力度和修复力度。性高潮刺激还能加速血液循环，避免乳房因气血运行不畅而出现增生。加强避孕措施，不做或尽量少做人工流产，从预防疾病的角度来说是非常重要的。

 **鼓励妊娠、哺乳**

妊娠和哺乳是预防乳腺增生的好方法，孕激素分泌充足，能有效保护、修复乳腺；而哺乳能使乳腺充分发育，并在断奶后良好退化，不易出现增生。

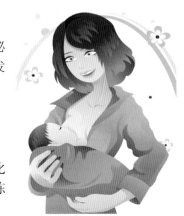 **适当补硒**

硒是人体不可缺少的微量元素，具有极强的抗氧化能力。补硒能增强细胞的抗氧化能力，调节内分泌和新陈代谢，清除体内毒素，对于预防乳腺疾病有一定疗效。

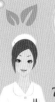
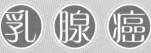
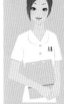

乳腺癌是女性最常见的恶性肿瘤之一，发病率占恶性肿瘤的7%～10%。它的发病常与遗传因素有关，40岁～60岁之间、绝经期前后的妇女发病率较高。近年来乳腺癌引起了人们的广泛关注，下面我们就一起来了解一下乳腺癌的相关问题。

**症状**

①乳腺肿块：绝大部分的乳腺癌患者以乳腺肿块首诊。乳房可触及肿块，多为单发，少见多发，质硬，边缘不规则，表面欠光滑。

②乳头溢液：部分乳腺癌的患者会出现乳头溢液。

③乳头、乳晕的改变：乳头回缩、凹陷、扁平，直至完全缩入乳晕下。有时整个乳房抬高，两侧乳头不在同一水平面上。部分患者伴随乳头糜烂。

④乳房皮肤改变：部分患者会出现"橘皮样改变"，即乳腺皮肤出现小点状凹陷，像橘子皮一样。疾病晚期，癌细胞沿淋巴管、腺管或纤维组织浸润到皮内并生长，在主癌灶周围的皮肤形成散在分布的质硬结节，即所谓"皮肤卫星结节"。

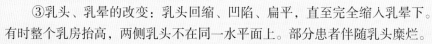

**病因**

①遗传因素：有家族遗传史者发病率要高于无家族病史者。

②内分泌因素：乳腺长期受内分泌激素的刺激，会导致乳腺组织癌变，其中雌激素和黄体素与乳腺癌变关系最为密切。

③饮食因素：乳腺癌发病率和死亡率与人均消化脂肪量有很大的联系。饮酒的绝经后妇女，或是曾经使用雌激素的女性，均易患乳腺癌。

④辐射因素：研究表明，受到太阳辐射强的地区，乳腺癌的发病率较低；而受到太阳辐射热能少的地区，乳腺癌的发病率反而高。

⑤情志因素：情志因素和不良生活方式均能对乳房造成进一步的伤害。

⑥月经初潮早、绝经晚：这是乳腺癌最主要的两个危险因素。

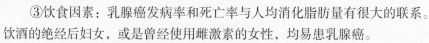

**危害**

①乳腺癌患者后期可出现恶病质症状，严重者可危及生命安全。

②乳腺癌还可出现淋巴转移，同侧腋窝淋巴结肿大，数目不断增多，互相粘连成团。后期也可转移到肺部，出现胸痛、胸水等症状。若向脊椎转移可出现患处剧痛，甚至截瘫。

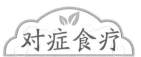

# 对症食疗

## 洋葱黑木耳炒鸡蛋

杀菌消毒、活血化瘀

- **原料** 鸡蛋2个，洋葱45克，水发黑木耳40克

- **调料** 盐3克，料酒5毫升，水淀粉、食用油各适量，蒜末、葱段各少许

- **做法**

①将鸡蛋打散，加盐、水淀粉，备用；洋葱去皮，洗净切丝；木耳洗净，撕块。

②清水烧开，加食用油、盐、木耳，煮1分钟，捞出木耳；用油起锅，倒入蛋液，炒至七成熟，盛出备用。

③锅底留油，放入蒜末、洋葱丝，翻炒至变软，放入木耳、料酒、盐，倒入鸡蛋，翻炒片刻，至全部食材熟透，撒上葱段，倒入水淀粉勾芡即可。

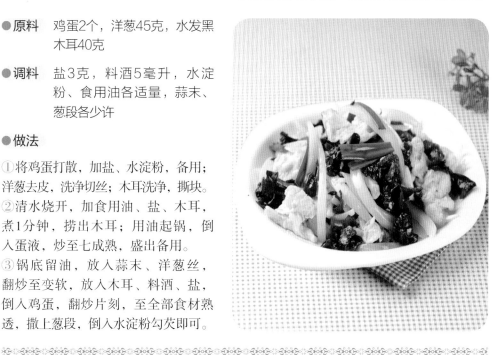

## 山药蒸鲫鱼

利水通乳、消肿解毒

- **原料** 鲫鱼400克，山药80克

- **调料** 盐、鸡粉各2克，料酒8毫升，葱条30克，姜片20克，葱花、枸杞各少许

- **做法**

①将山药去皮，洗净切成粒；鲫鱼洗净，两面切上一字花刀。

②将鲫鱼装入碗中，放入姜片、葱条、料酒、盐、鸡粉，拌匀，腌渍15分钟，至其入味，将鲫鱼装入盘中，放入山药粒、姜片。

③把蒸盘放入烧开的蒸锅中，用大火蒸10分钟，至食材熟透，取出山药鲫鱼，夹去姜片，撒上葱花、枸杞即可。

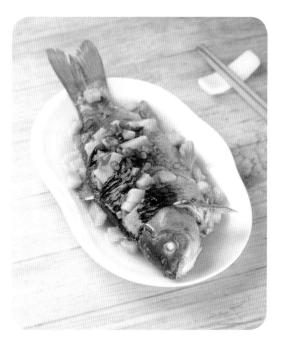

清热解毒、消炎抗菌

# 西红柿炒扁豆

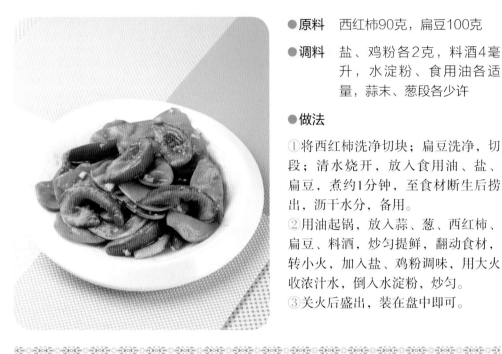

● 原料　西红柿90克，扁豆100克

● 调料　盐、鸡粉各2克，料酒4毫升，水淀粉、食用油各适量，蒜末、葱段各少许

● 做法

①将西红柿洗净切块；扁豆洗净，切段；清水烧开，放入食用油、盐、扁豆，煮约1分钟，至食材断生后捞出，沥干水分，备用。

②用油起锅，放入蒜、葱、西红柿、扁豆、料酒，炒匀提鲜，翻动食材，转小火，加入盐、鸡粉调味，用大火收浓汁水，倒入水淀粉，炒匀。

③关火后盛出，装在盘中即可。

 清热解毒、防癌抗癌

# 杏鲍菇炒甜玉米

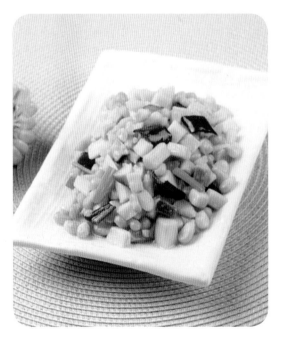

● 原料　杏鲍菇100克，鲜玉米粒150克，胡萝卜、红椒片各50克

● 调料　盐5克，鸡粉2克，白糖、料酒、水淀粉、食用油、姜片、蒜末各少许

● 做法

①将胡萝卜去皮洗净切成丁；杏鲍菇洗净切成丁；玉米粒洗净。

②向锅中注水，煮沸，倒入杏鲍菇、红椒片、胡萝卜、玉米粒，煮至断生，捞出备用。

③用油起锅，倒入姜片、蒜末爆香，放入焯煮过的食材，翻炒匀，淋上少许料酒，炒匀炒香，加入盐、鸡粉、白糖调味，用水淀粉勾芡即可。

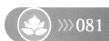

# 芦笋金针菇

 **清热解毒、消炎抗癌**

- ●**原料** 芦笋100克，金针菇100克

- ●**调料** 盐2克，鸡粉少许，料酒4毫升，水淀粉、食用油各适量，姜片、蒜末、葱段各少许

●**做法**

①将金针菇洗净切根；芦笋洗净切段，入沸水中，煮半分钟至断生，捞出，沥干水分，放在盘中，备用。

②用油起锅，放入姜片、蒜末、葱段，用大火爆香，倒入金针菇，翻炒片刻至其变软，放入芦笋段，再淋入料酒，转小火，加入盐、鸡粉，炒匀调味，倒入水淀粉，快速翻炒匀。

③关火后盛出，放在盘中即可。

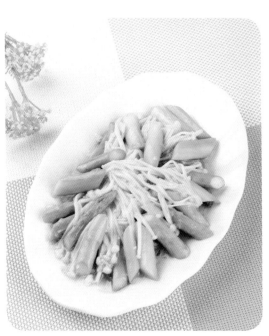

# 虾仁四季豆

 **化湿消肿、通乳止痛**

- ●**原料** 四季豆200克，虾仁70克

- ●**调料** 盐4克，鸡粉3克，料酒4毫升，水淀粉、食用油各适量，姜片、蒜末、葱白各少许

●**做法**

①将四季豆洗净，切段；虾仁去虾线，洗净，装入碗中，放入盐、鸡粉、水淀粉、食用油，腌渍10分钟至入味。清水烧开，加油、盐、四季豆，煮至断生捞出。

②用油起锅，放入姜片、蒜末、葱白，爆香，倒入虾仁、四季豆，炒匀，淋入料酒，炒香，加入盐、鸡粉，炒匀调味，倒入水淀粉勾芡。

③将炒好的菜盛出，装盘即可。

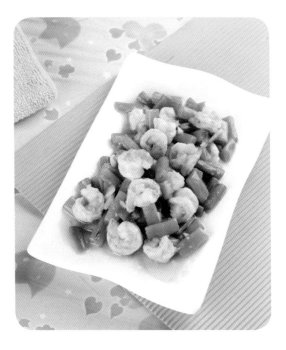

清热解毒、消炎止痛

# 小米南瓜粥

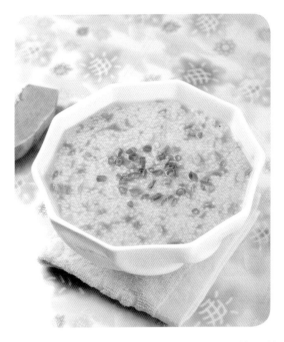

- **原料** 水发小米90克，南瓜110克
- **调料** 盐、鸡粉各2克，葱花少许
- **做法**

①将南瓜洗净，切成粒，装入盘中；小米洗净。

②向锅中注清水烧开，倒入小米，搅匀，烧开后用小火煮30分钟，至小米熟软，倒入南瓜，拌匀，用小火煮15分钟，至食材熟烂，放入鸡粉、盐，搅匀调味。

③盛出煮好的粥，装入碗中，再撒上葱花即可。

 清热解毒、抗癌通乳

# 香菇丝瓜汤

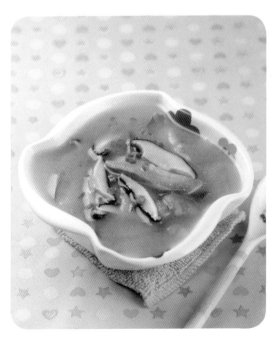

- **原料** 鲜香菇30克，丝瓜120克
- **调料** 盐2克，高汤200毫升，姜末、葱花、食用油各少许
- **做法**

①将香菇洗净切粗丝；丝瓜洗净切成小块。

②用油起锅，下入姜末，用大火爆香，放入香菇丝，翻炒片刻至其变软，放入丝瓜，炒匀，待丝瓜析出汁水后注入高汤，拌匀，用大火煮片刻至汤汁沸腾，加入盐，拌匀调味，续煮片刻至入味。

③关火后盛出煮好的丝瓜汤，放在汤碗中，撒上葱花即可。

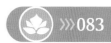
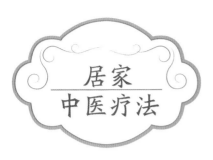

居家
中医疗法

中医治疗乳腺癌具有较强的整体观念。肿瘤虽然是生长在身体的某一局部，但实际上是一种全身性疾病。中医从整体观念出发，实施辩证论治，既考虑了局部的治疗，又采取扶正培本的方法，对于改善患者的局部症状和全身状况都具有重要的作用。下面介绍一些家庭简易操作的治疗方法。

## 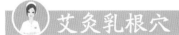 按摩阿是穴

●**取穴方法** 阿是穴无固定名称与位置，是指病痛局部或与病痛有关的压痛或缓解点。

●**按摩方法** 患者站立，用手掌上的大鱼际着力于阿是穴，以轻柔手法，按顺时针的方向做回旋动作2分钟，由轻到重再到轻。操作时手指和手掌应紧贴皮肤，不能在皮肤之间移动，而皮下的组织要被揉动，幅度可以逐渐扩大。

●**功效** 消肿止痛，调理气血。

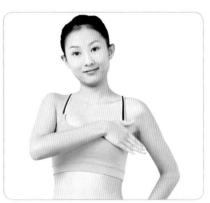

## 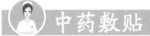 艾灸乳根穴

●**取穴方法** 乳根穴在胸部，乳头直下，乳房根部，第5肋间隙，距前正中线约12厘米处。

●**操作方法** 艾柱隔姜灸乳根3～5壮，约5～10分钟，以局部皮肤灼热为度，每日或隔日灸1次。

●**功效** 通乳化瘀，宣肺利气。

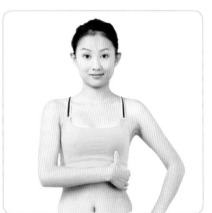

## 中药敷贴

●**材料** 乳香、没药、五倍子各60克，鸦胆子（去壳）20克，醋1200毫升

●**操作方法** 将上述四味药共捣烂，加醋1200毫升，用火熬成膏状，摊在白布上，敷于患处，两天换药1次。

●**功效** 活血化瘀，消肿止痛。

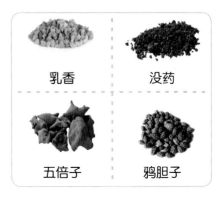

| 乳香 | 没药 |
| 五倍子 | 鸦胆子 |

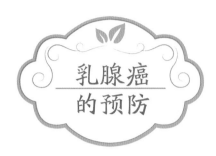

## 乳腺癌的预防

近年来，乳腺癌的发病率居高不下，乳腺癌给患者本人带来了巨大的痛苦，同时也给家人带来了伤害。那么，在日常生活中，要怎样做才能预防乳腺癌呢？

### 养成良好的饮食习惯

在日常生活中，女性一定要养成良好的饮食习惯，要合理膳食。可以多吃一些可预防乳腺癌的食物。女性婴幼儿时期注意营养均衡，提倡母乳喂养；儿童发育期减少摄入过的高蛋白和低纤维饮食；青春期不要大量摄入脂肪和动物蛋白，加强身体锻炼；绝经后控制总热量的摄入，避免肥胖。平时养成不过量摄入肉类、煎蛋、黄油、奶酪、甜食等饮食习惯，少食腌、熏、炸、烤食品，多食用水果、橄榄油、鱼、豆类制品等食物。

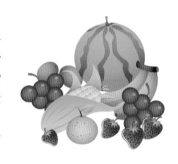

### 远离烟酒

对于女性而言，烟酒的危害远远大于男性。研究发现，有烟酒史的女性患上乳腺癌的几率远远大于常人。因此，女性一定要避免烟酒进入自己的生活。

### 避免饮用咖啡

咖啡、巧克力这类食物中含有非常多的可引发乳腺癌的黄嘌呤物质。因此女性不可贪恋这类食物，以免增加患乳腺癌的危险。

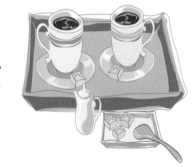

### 定期做乳腺癌检查

乳腺X光检查对女性来说十分重要。在能感觉到肿块之前，X光就可以检查出癌症是否已经在体内生根。40岁以上的妇女每年应接受一次乳腺X光检查，40岁以下的妇女至少每三年检查一次。有乳腺癌家族病史的妇女更应该尽早开始接受检查。此外，在成年期体重增加20千克以上的妇女，在绝经后患乳腺癌的概率是其他妇女的两倍。生育后体重不能恢复生育前水平的妇女也应该格外当心。另外，含有雌激素的产品已经被证明会助长乳腺癌的发生，女性要避免食用。

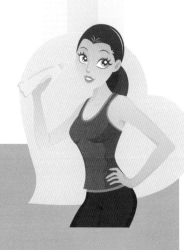

# Part 3

阴道病了，女人的幸福就会大打折扣

# 阴道常见病症的
# 防治与食疗

　　女性阴道是由黏膜、肌层和外膜组成的肌性管道，富有伸展性，连接子宫和外生殖器。它的功能主要是分娩时婴儿的娩出，月经血液和体液的排出，也是女性性交的主要器官。由于它特殊的作用，更容易受到细菌的侵袭，常常给女性制造麻烦，让女性患上难言之隐，例如外阴瘙痒、阴道炎等病症，常使人坐卧不安，不仅影响生活和工作，而且还影响正常夫妻生活等。同时也会诱发其他感染，如盆腔炎等。如何保护阴道的健康，不受疾病的侵扰呢？请看看本章的内容吧！

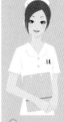

# 外阴瘙痒

外阴瘙痒是外阴各种不同病变引起的一种自觉症状，是妇科的常见病症。主要发生在阴蒂和小阴唇附近，也可发生在大阴唇、会阴或肛门周围，常为阵发性或持续性。如果瘙痒反复发作，可致外阴皮肤变厚、粗糙，甚至皲裂及苔藓样硬化等改变。严重者瘙痒剧烈、坐卧不安，影响生活和工作，影响夫妻生活等。同时也会诱发其他感染，如盆腔炎等。

**症状**

①阴部瘙痒：瘙痒部位主要在大阴唇和小阴唇，阴阜、阴蒂及阴道黏膜亦常有瘙痒感，严重时可以累及肛门周围及会阴区。

②有些患者瘙痒呈阵发性，夜间为重，瘙痒剧烈难以忍受，使患者坐卧不安，严重影响睡眠，还伴有头晕、精神忧郁及食欲不振等症状。

③因不断搔抓，出现条状抓痕、血痂、丘疹、丘疹样变、苔藓样变及色素沉着等继发性损害。阴唇部皮肤常肥厚，阴蒂及阴道黏膜可出现红肿及糜烂。

④念珠菌引起的阴部瘙痒可见白色豆腐渣状白带。滴虫性阴道炎引起的女阴瘙痒，白带较多，呈泡沫状。淋球菌引起的瘙痒一般有较多脓性白带。

**病因**

①阴道局部病变：阴道寄生虫感染、接触性皮炎、神经性皮炎、外阴湿疹等均能引起外阴瘙痒。此外，肛门处瘙痒也常波及外阴引起瘙痒。

②过敏反应或化学刺激：肥皂、避孕套等因直接刺激而引起接触性或过敏性皮炎，从而出现外阴瘙痒症状。有些女性还会因对性伴侣精液过敏产生阴部瘙痒。

③外界刺激：不注意外阴局部清洁，皮脂、汗腺、经血、阴道分泌物，甚至尿液、粪便浸渍，长期刺激外阴可引起瘙痒；经期卫生巾不合格、劣质卫生纸的刺激，内裤太紧、摩擦等都可导致因湿热郁积而诱发瘙痒。

④全身性疾病：黄疸、贫血、白血病、皮肤病等全身疾病引起的外阴瘙痒是全身瘙痒的一部分。另外糖尿病患者由于糖尿对外阴皮肤的刺激，也可引起外阴瘙痒。

**危害**

①对夫妻性生活产生一定的影响。
②外阴瘙痒严重时，会影响到日常生活、工作、学习等。
③诱发生殖器感染以及盆腔炎、肾周炎、性交疼痛等。
④严重时不易根治，易反复，引发早产等。

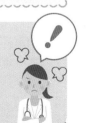

对症食疗

# 清炒黄瓜片

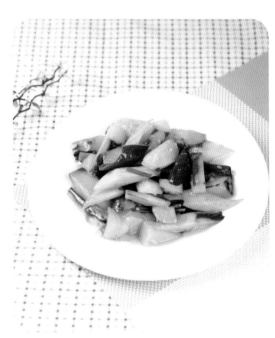

**清热解毒、利尿利水**

- **原料** 黄瓜170克，红椒25克
- **调料** 盐、鸡粉各2克，水淀粉3毫升，食用油适量，蒜末、葱段各少许

● **做法**

①将黄瓜洗净切成小块；红椒洗净切成小块。

②用油起锅，放入蒜末，爆香，倒入红椒、黄瓜，翻炒均匀，放入盐、鸡粉调味，炒至锅中食材熟软，倒入水淀粉勾芡，放入葱段，再翻炒片刻至葱断生。

③将炒好的食材盛出，装入盘中即可。

# 肉末苦瓜条

**清热解毒、消炎抗菌**

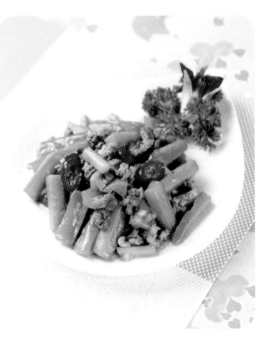

- **原料** 苦瓜200克，红椒15克，肉末90克
- **调料** 盐、鸡粉、食粉、料酒、生抽、水淀粉、油各适量，姜片、蒜末、葱段各少许

● **做法**

①将苦瓜洗净切段；红椒洗净切圈。

②向锅中注入适量清水，烧开，放入少许食粉，倒入苦瓜，煮至其断生，捞出，备用。

③用油起锅，倒入肉末，翻炒至转色，放入姜、蒜、葱炒香，倒入少许生抽，炒匀，淋入适量料酒，拌炒匀，放入苦瓜、红椒，翻炒匀，加入盐、鸡粉调味，倒入适量水淀粉勾芡即可。

## 白萝卜海带汤

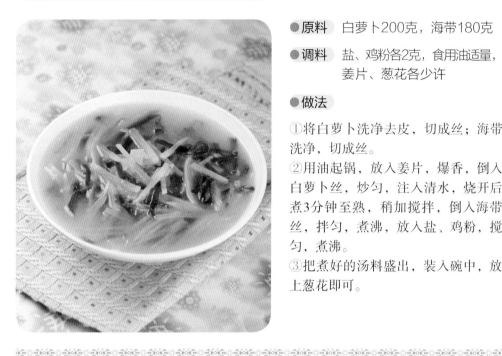

**清热解毒、消炎杀菌**

● **原料** 白萝卜200克，海带180克

● **调料** 盐、鸡粉各2克，食用油适量，姜片、葱花各少许

● **做法**

①将白萝卜洗净去皮，切成丝；海带洗净，切成丝。

②用油起锅，放入姜片，爆香，倒入白萝卜丝，炒匀，注入清水，烧开后煮3分钟至熟，稍加搅拌，倒入海带丝，拌匀，煮沸，放入盐、鸡粉，搅匀，煮沸。

③把煮好的汤料盛出，装入碗中，放上葱花即可。

## 马齿苋肉片汤

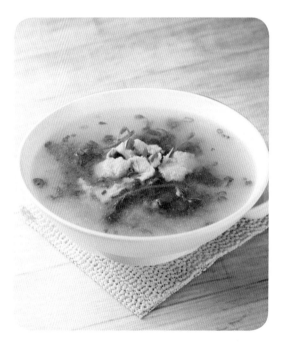

**清热解毒、散血消肿**

● **原料** 马齿苋100克，猪瘦肉100克

● **调料** 盐、鸡粉各3克，食用油适量，姜丝、葱花各少许

● **做法**

①将猪瘦肉洗净切片，把肉片装入碗中，加入盐、鸡粉，倒入食用油，腌渍10分钟，至其入味；马齿苋洗净。

②向锅中注入清水，烧开，放入姜丝，加入盐、鸡粉、马齿苋，拌匀，倒入食用油，煮至沸，倒入肉片，搅匀，煮1分钟至熟透。

③关火后将煮好的汤料盛出，装入汤碗中，撒上葱花即可。

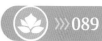

# 苹果奶昔

 清热解毒、护肝护肾

● **原料** 苹果1个，酸奶200毫升

● **做法**

①将苹果洗净对半切开，去皮，切成瓣，去除果核，再切成小块，备用。

②取榨汁机，放入切好的苹果，倒入适量酸奶，盖上榨汁机盖子。

③选择"搅拌"功能，将苹果、酸奶一起榨成汁。

④断电后，把苹果酸奶汁盛出，倒入玻璃杯中即可，如将苹果奶昔放入冰箱中冷置一段时间。味道会更佳。

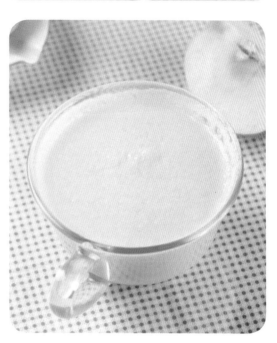

# 绿豆薏米豆浆

 清热解毒、止带止痛

● **原料** 绿豆20克，薏米50克，黄豆80克

● **调料** 白糖10克

● **做法**

①把泡发好的绿豆、薏米、黄豆洗净，放入碗中，备用。

②取豆浆机，倒入绿豆、薏米、黄豆，注入少许矿泉水，盖上盖，榨取豆浆，过滤，煮熟。

③将绿豆薏米豆浆，装入碗中，撒入白糖搅拌即可。

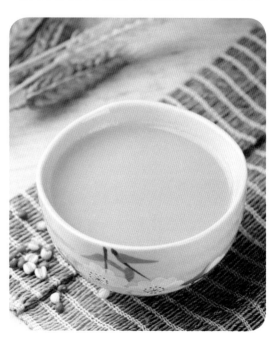

中医治疗外因瘙痒具有一定的效果，它在治疗的同时还可调节人体的内分泌，从而达到治愈与巩固的双重功效。下面就为女性介绍一些可简单操作的居家疗法。

## 刮中极穴、阴廉穴

●**准备工具** 刮痧板、按摩油

●**取穴方法** 中级穴位于下腹部前正中线，脐下约13厘米。阴廉穴位于人体的大腿内侧，气冲穴直下约7厘米，大腿根部，耻骨结节的下方，长收肌的外缘。

●**操作方法** 用平面刮拭法重点刮拭中极穴、阴廉穴，力度适中，以皮肤微微发红，有痛感为度。皮肤高度过敏患者应禁刮或慎刮。

●**功效** 收引水湿，有效改善外阴瘙痒。

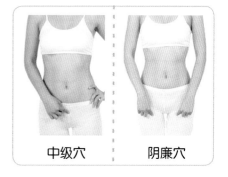

中级穴　　阴廉穴

## 四味中药熏洗

●**材料** 苦参20克，蛇床子、地肤子、防风各15克

●**操作方法** 将上述四味中药择净，放入药罐中，加入适量清水，浸泡5～10分钟，水煎煮沸。患者趁热蹲下将药罐口对着阴部熏蒸，待温度适宜时用消毒纱布蘸着药液洗外阴。每日1剂，早晚各1次，每次30分钟即可，连用2周。

●**功效** 清热解毒，利湿止痒。

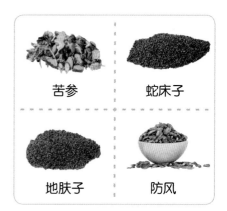

苦参　　蛇床子

地肤子　　防风

## 茵陈苦参汤熏洗

●**材料** 茵陈、苦参各30克

●**操作方法** 将上述两位中药择净，放入药罐中，加入适量清水，浸泡5～10分钟，水煎取汁。放入患者专用盆中，先熏蒸，再坐浴，每日1剂，每日2～3次，每次15～30分钟，连用5～7天。

●**功效** 解毒祛风，止痒利湿。

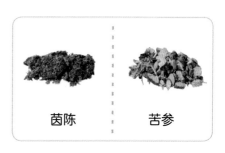

茵陈　　苦参

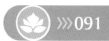
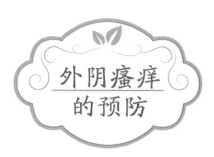

## 外阴瘙痒的预防

外阴瘙痒是一种很常见的妇科疾病，但也可发生于外阴完全正常者。当瘙痒加重时，患者多坐卧不安，不仅影响到女性的工作、学习、生活，同时，还会对夫妻生活造成影响。所以，女性要特别重视预防外阴瘙痒，那么在日常生活中应该怎样预防外阴瘙痒呢？

### 患病后及时治疗

患病后不可羞于启齿、讳疾忌医，不可"有病乱投医"或跟着广告走，切勿擅自用药治疗，掩盖病灶，以免影响诊断，耽误治疗。诊断明确后，要在医生指导下治疗。

### 注意个人卫生

平时要注意外阴卫生。清洗时做到"一人、一盆、一巾、一水"。内衣和内裤要保持清洁，以棉织品为好。衣物、被单、被罩应单独使用和洗涤，防止家庭内传播，尤其是保护女婴或女童不受感染。注意经期卫生，使用合格卫生巾。治疗期间避免性生活，必要时，夫妻双方同时接受治疗，以免交叉感染，反复发病。炎热季节，尽量少穿紧身裤袜。在公共场所落座时尽量不要穿着超短裙，避免让内裤接触坐位。

### 保持外阴干燥

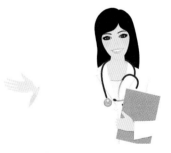

平常分泌物很多时，可以用吹风机调成温风在洗完澡后吹干外阴部，洗完澡后要在外阴部较干之后再穿内裤。现在不少人睡觉时不穿内裤，这对外阴部其实是比较好的，能让它有干燥、通风的机会。但卧具要经常更换，保持清洁。

### 注意饮食调护

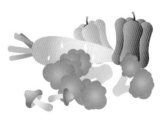

忌食辛辣、刺激性食物，戒烟、酒、咖啡等刺激性食品。保持大便通畅，多吃富含维生素的蔬菜、水果及含蛋白质的食物。

# 阴道炎

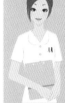

阴道炎是阴道黏膜及黏膜下结缔组织的炎症，是妇科常见疾病，各个年龄阶段都可以患病，临床上以白带的性状发生改变以及外阴瘙痒灼痛为主要特点。正常的白带颜色清亮，质成稀糊状，无异味，由阴道黏膜渗出物、宫颈腺体和子宫内膜的分泌物混合而成。但如果白带颜色变黄或带血，伴随异味，就要警惕，这很有可能是阴道炎的信号。

##  症状

①白带性状的改变：白带增多，呈乳白色或黄色，很黏稠，甚至像面糊状，均匀一致，有时为脓性白带，量多少不定，或伴随异味。

②外阴及阴道灼热瘙痒，波及尿道，也可有尿频、尿急、尿痛等症。部分患者会出现发热。

③分泌物中胺含量特别高，故呈鱼腥味，性交或运动往往因促进胺释放而使气味加重。

##  病因

①自身抵抗力下降：阴道自身有洁净能力，但当这种作用减弱或者病原体致病力强而自身抵抗力较弱时，就会引起疾病。

②个人卫生的忽视：有些人使用卫生巾或卫生护垫时，几个小时或一整天才换一次，这样就给致病菌创造了有利的生长环境。还有一些不合格的卫生巾也会造成阴部的感染。新买的内裤，在制作和运输过程中容易被各种细菌污染，如果买回后直接穿在身上，就很容易造成感染。紧身非棉质的内裤，会导致外阴部潮湿不透气，为病菌制造了存活的条件。

③公共场所造成感染：使用消毒不严格的公共浴盆、浴巾等。

④不洁性生活：不结性生活导致细菌被带入到阴道内，或残留的碱性精液改变了阴道的正常酸碱环境，都会引起炎症。

##  危害

①导致不孕：患上阴道炎后，精子的活动力受到抑制，炎性细胞可吞噬精子，使精子活动力减弱，影响怀孕甚至造成不孕。

②诱发其他疾病：上行感染，会引起盆腔炎、子宫内膜炎等疾病。

③影响生活质量：患病后，种种不适会对于女性生活造成影响。

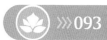
# 薏米莲子红豆粥

 利尿消肿、止带消炎

● **原料** 水发大米100克，水发薏米90克，水发莲子70克，水发红豆70克

● **做法**

①将大米、薏米、莲子、红豆均洗净，用清水浸泡半小时，备用；取一干净的砂锅，往砂锅中注入适量清水，用大火烧开。

②倒入浸泡好的大米、薏米、莲子、红豆，搅拌均匀，大火烧开后，转用小火煮30分钟，至食材软烂，用勺搅动片刻。

③将煮好的粥盛出，装入汤碗中即可。

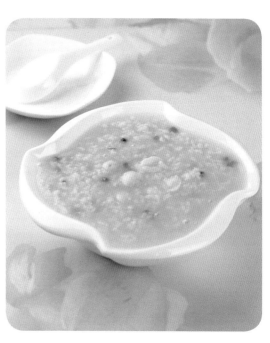

# 薏米白果粥

 利水祛湿、杀虫止痒

● **原料** 水发薏米40克，大米130克，白果50克，枸杞3克

● **调料** 盐2克，葱花少许

● **做法**

①将薏米、大米、白果、枸杞洗净；白果焯水至断生；向砂锅中倒入适量清水烧开，放入薏米、大米。

②倒入白果，搅拌匀，用大火烧开后转小火煮30分钟，至米粒熟软，加入适量盐、枸杞，搅拌均匀至食材入味。

③盛出煮好的粥，装入碗中，再放上葱花即可。

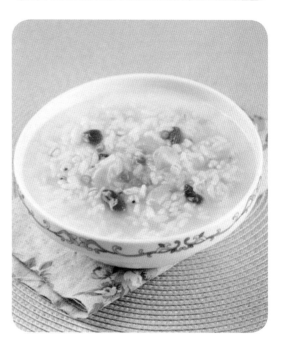

## 清热解毒、利水消肿

# 黄芪鲤鱼汤

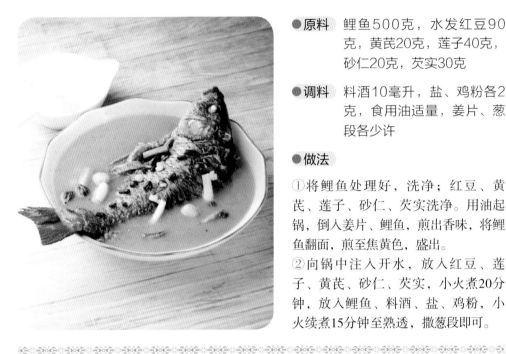

- **原料** 鲤鱼500克，水发红豆90克，黄芪20克，莲子40克，砂仁20克，芡实30克

- **调料** 料酒10毫升，盐、鸡粉各2克，食用油适量，姜片、葱段各少许

- **做法**

①将鲤鱼处理好，洗净；红豆、黄芪、莲子、砂仁、芡实洗净。用油起锅，倒入姜片、鲤鱼，煎出香味，将鲤鱼翻面，煎至焦黄色，盛出。

②向锅中注入开水，放入红豆、莲子、黄芪、砂仁、芡实，小火煮20分钟，放入鲤鱼、料酒、盐、鸡粉，小火续煮15分钟至熟透，撒葱段即可。

## 活络止痛、健脾补肾

# 合欢山药炖鲫鱼

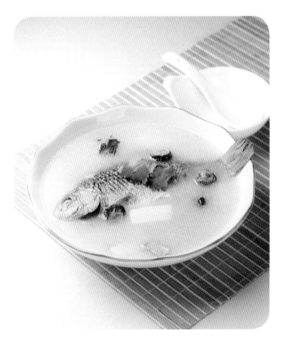

- **原料** 鲫鱼300克，山药80克，干山楂30克，合欢皮20克

- **调料** 盐、鸡粉各3克，胡椒粉适量，姜片20克

- **做法**

①将山药去皮，洗净，切片；鲫鱼处理好，洗净；干山楂、合欢皮洗净。用油起锅，放入姜片、鲫鱼，煎出焦香味，翻面，煎至焦黄色，将鲫鱼盛出，放入盘中，备用。

②向锅中注入清水，烧开，放入干山楂、合欢皮、山药片，放入鲫鱼，烧开后用小火煮15分钟，至食材熟透，放入盐、鸡粉，用小火续煮5分钟，撒入胡椒粉调味，即可。

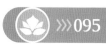
# 百合白果鸽子煲

 止带解毒、消毒杀虫

● **原料** 干百合30克，白果50克，鸽肉300克

● **调料** 盐、鸡粉各2克，料酒10毫升，姜片、葱段各少许

● **做法**

①将鸽肉洗净斩成小块，下入沸水锅中，拌匀，煮至沸，将鸽肉捞出，沥干水分，备用；干百合泡发，洗净；白果洗净，焯断生。

②向砂锅中注入清水，烧开，放入泡好的干百合、白果、姜片、鸽肉、料酒，烧开后用小火炖1小时，至食材熟烂，放入盐、鸡粉，搅拌片刻，至食材入味。

③将炖好的鸽子汤盛出，装入碗中即可。

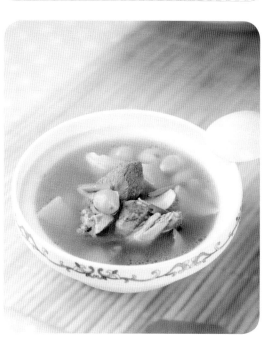

# 山楂白扁豆韭菜汤

 消炎杀菌、调经散寒

● **原料** 水发白扁豆150克，韭菜80克，山楂干15克

● **调料** 盐、鸡粉各2克，食用油少许

● **做法**

①将韭菜洗净切小段，备用；白扁豆洗净，焯断生；山楂干洗净。

②取一干净的砂锅，往砂锅中注入清水烧开，倒入山楂干、白扁豆，煮沸后用小火煲煮约40分钟，至食材熟透，加入少许盐、鸡粉、食用油、韭菜段，搅拌片刻，至其变软，转中火续煮片刻，至其熟透。

③关火后盛出煮好的韭菜汤，装入碗中即可。

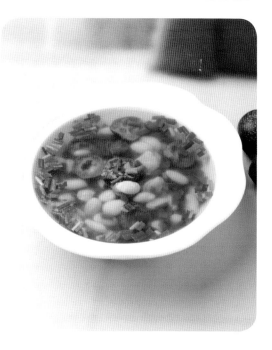

清热解毒、杀菌消炎

# 山楂乌梅甘草茶

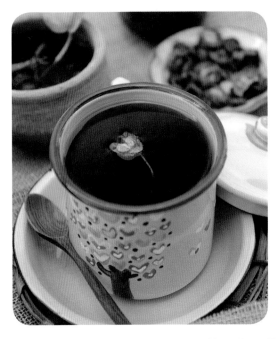

● 原料　乌梅40克，干山楂20克，甘草10克

● 做法

①将山楂、乌梅、甘草分别清洗干净。
②取一干净的砂锅，往砂锅中注入清水，用大火烧开，放入乌梅、干山楂、甘草，用小火煮约20分钟，至乌梅、干山楂、甘草析出有效成分，继续搅拌片刻，关火。
③盛出煮好的药茶，装入茶杯中，趁热饮用即可。

---

清热解毒、散血消肿

# 马齿苋蜜茶

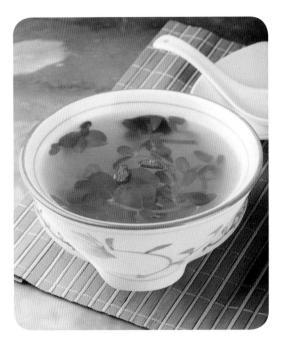

● 原料　马齿苋40克，枸杞少许

● 调料　蜂蜜60克

● 做法

①将马齿苋、枸杞均清洗干净。
②取一干净的砂锅，往砂锅中注入适量清水，烧开，放入洗净的马齿苋和枸杞，搅拌均匀，大火烧开后，转用小火煮15分钟，至全部食材熟透，关火，倒入蜂蜜，拌匀，至蜂蜜溶于茶中。
③盛出拌好的茶饮，装入碗中，稍晾凉即可饮用。

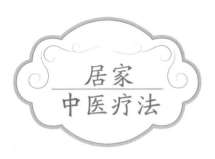

居家
中医疗法

阴道炎是困扰女性最多，最常见的妇科炎症之一。根据感染的病菌不同，其种类也五花八门。对于阴道炎的患者来说，为了避免反复发作，切不可盲目用药，要根据不同的病因及病情，在医生指导下合理用药。

##  四味中药熏洗

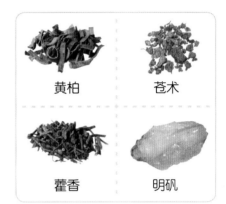

黄柏　苍术

藿香　明矾

● **材料**　黄柏25克，苍术10克，藿香12克，明矾8克
● **操作方法**　将上药（除明矾）择洗干净，放入药罐中，加入适量清水，浸泡5～10分钟，水煎取汁，加入明矾（研细）调匀，放入患者专用浴盆中，先熏洗再坐浴。每日1剂，早晚各1次，每次15～30分钟，7天为1个疗程。治疗滴虫性阴道炎。
● **功效**　清热解毒，杀菌止痒。

##  中药熏洗方

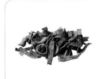

黄柏　川楝子

● **材料**　黄柏30克，川楝子25克
● **操作方法**　上药择洗净，放入药罐中，加清水适量，浸泡5～10分钟，水煎取汁，放入患者专用浴盆中，先熏洗再坐浴。每日1剂，早晚各1次，每次15～30分钟，10天为1个疗程。
● **功效**　清热解毒，泻火利湿。

##  百部苦参熏洗

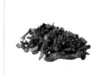

百部　苦参

● **材料**　百部40克，苦参15克
● **操作方法**　将上药加水1.5千克煎煮30分钟，弃渣，温水坐浴10～20分，每日2次。3～7天即可治愈。治疗阿米巴性阴道炎。
● **功效**　杀虫灭虱。

## 阴道炎的预防

阴道炎是女性多发病，几乎每个女人都有患上它的危险。如果出现了白带异常、阴道瘙痒，就要注意是不是感染上阴道炎了。虽然阴道炎的发病率很高，但也不是不可以预防的。现在我们就来看看预防阴道炎要注意的几个问题。

 ### 便前要洗手

调查发现，人的双手沾有大量病原微生物，如衣原体、支原体等，可通过解便这一环节侵入阴道引起感染，所以养成良好的卫生习惯是至关重要的。

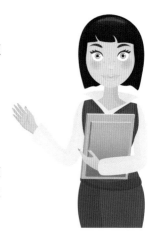

### 注意公共场所的卫生

公共场合隐藏着大量的致病菌。出门在外，不要使用宾馆的浴盆、要穿着长款睡衣、使用马桶前垫上卫生纸等等。

 ### 注意个人卫生

经期要选择正规厂家的卫生巾，卫生巾打开包装后不宜久存，以免滋生细菌。要选择纯棉内裤，紧身化纤内裤会使阴道局部的温度及湿度增高，使细菌滋生。经常清洗外阴和肛门，要先洗外阴再洗肛门，不可反其道而行以免造成细菌的交叉感染。内衣裤一定要单独洗，最好用专用的内衣裤除菌液浸泡几分钟。

 ### 治疗时伴侣同治

如果感染了霉菌性阴道炎，治疗时不仅患者需要治疗，伴侣也要一起接受治疗，这样才能防止交叉感染。

### 健康合理的生活

每天保证充足的睡眠，不熬夜，否则会降低身体对疾病的抵抗能力。注意把握好性生活频度，每周性生活超过3次者，阴道感染发生几率大为增加，在炎热的夏季更要适当减少性生活次数。

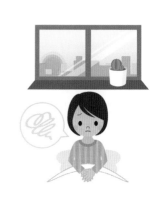

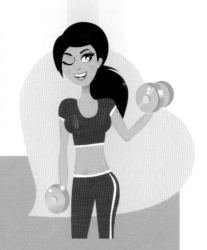

# Part 4

**卵巢病了，就不能孕育健康宝宝了**

# 卵巢常见病症的
# 防治与食疗

卵巢是女性产生雌性激素、排出卵细胞的场所，位于子宫底的后外侧，与盆腔侧壁相接。卵巢不仅仅是女性最重要的生殖器官，更是女性性征赖以生存的源泉。卵巢就像女性体内的"小花园"，在小的时候就已成形，里面藏着有许多"种子"，随着女性长大，"种子"也慢慢长大。"种子"的成长要依靠"花园"周围的环境，如果没有良好的气候和空气质量，"种子"是无法茁壮成长的。怎么才能保证卵巢健康呢？本章我们就来了解一下。

# 卵巢早衰

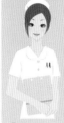

卵巢早衰是指妇女青春期发育后，在40岁前发生闭经、卵巢萎缩、体内雌激素水平低落、促性腺激素水平高达绝经期水平的现象。同时，临床上表现为第二性征退缩，出现颜面红热、心烦、易怒等更年期症状。卵巢功能的减退，意味着女性逐渐衰老，各项机能也会逐渐退化。因此，广大女性朋友都要注意卵巢的保养。

## 症状

①不孕：部分患者因不孕就诊而发现卵巢早衰。患者常出现卵巢功能减退，雌激素分泌异常，卵泡虽然正常发育，但无法正常排出，从而影响生育。

②骨质疏松：卵巢早衰的女性常伴有不同程度的骨质疏松症状，多由于雌性激素分泌下降而引起骨痛、驼背、身高变矮。

③身体不适：卵巢早衰患者容易出现乳房萎缩下垂、皮肤松弛粗糙、紧张、多梦、心悸、关节痛、生殖器官炎症、子宫下垂、尿失禁、便秘、色斑等症状。

## 病因

①不良生活习惯：很多女性为了显出身材，喜欢穿过紧的内衣，从而使卵巢生理功能受限，导致早衰的发生。另外，精神压力过大会引起植物神经功能紊乱，影响人体内分泌调节，也会导致卵巢功能过早衰退。吸烟、喝酒的女性也容易患上卵巢早衰。

②感染因素：由于病菌的感染而引起的妇科炎症，如果没有及时治愈，就会影响卵巢的功能，使其功能受损，出现早衰。

③过度减肥：过度减肥导致体内脂肪水平急剧降低，雌激素分泌不足，而引起月经紊乱，甚至出现闭经。而非正常闭经又会抑制卵巢的排卵功能，容易造成卵巢功能早衰，若治疗不及时，甚至会造成不孕。卵巢早衰又会加重月经紊乱，如此形成恶性循环。

## 危害

①易产生抑郁、失眠等更年期症状。

②导致性欲的减退。

③造成激素分泌减少，月经周期紊乱，经期时间延长，月经量变多甚至是血崩等，进而引起月经不调。

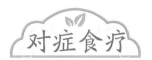

# 红豆腰果燕麦粥

清热解毒、利尿通经

- **原料** 水发红豆90克，燕麦85克，腰果40克

- **调料** 冰糖20克，食用油适量

- **做法**

① 将红豆、腰果洗净；热锅注油，烧至四成热，倒入腰果，炸至金黄色捞出，沥干油，倒入木臼中，捣碎成末，倒出装入盘中备用。

② 向砂锅注入适量清水，大火烧开，倒入燕麦、红豆，搅匀，烧开后小火炖40分钟，倒入冰糖，搅拌至冰糖溶化。

③ 关火后将粥盛出，装入碗中，撒上腰果即可。

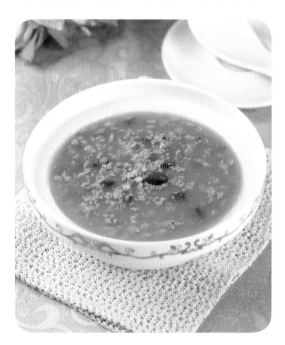

# 桂圆红枣银耳羹

补血养颜、养心安神

- **原料** 水发银耳150克，红枣30克，桂圆肉25克

- **调料** 食粉3克，白糖20克，水淀粉10毫升

- **做法**

① 将银耳切去黄色根部，切碎，洗净；红枣、桂圆肉洗净；向锅中注入清水，烧开，放入银耳、食粉，拌煮均匀，煮约1分钟，至其熟软，捞出银耳，备用。

② 向砂锅中注入清水，烧开，放入桂圆肉、红枣、银耳，用小火煮30分钟，倒入水淀粉，搅拌匀，加入白糖，拌匀调味，煮至汤汁浓稠。

③ 关火后盛出煮好的食材，再装入碗中即可。

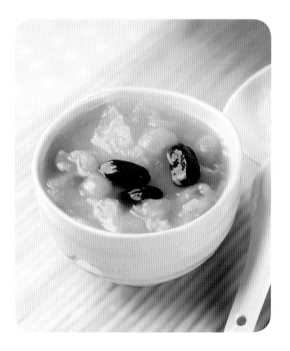

清热解毒、延缓衰老

# 猪蹄煲灵芝

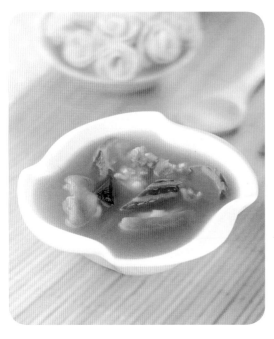

- **原料** 猪蹄块500克，丝瓜150克，灵芝20克

- **调料** 盐3克，鸡粉2克，料酒15毫升，姜片少许

- **做法**

①将丝瓜去皮，洗净，切块；猪蹄块洗净，汆水。

②向砂锅中注入清水，烧开，倒入猪蹄块，放入灵芝、姜片、料酒，拌匀提味，煮沸后用小火煮约60分钟，至食材熟透，倒入丝瓜，拌匀，转中火续煮约2分钟，至其熟软，加入盐、鸡粉，拌煮片刻，至汤汁入味。

③关火后盛出煮好的猪蹄汤，装入碗中即可。

清热利水、活血解毒

# 黄豆马蹄鸭肉汤

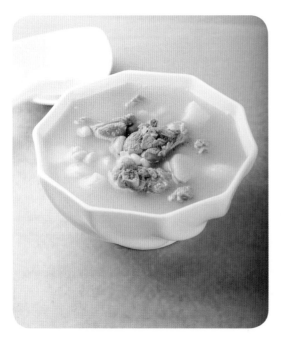

- **原料** 鸭肉500克，马蹄110克，水发黄豆120克

- **调料** 料酒20毫升，盐、鸡粉各2克，姜片20克

- **做法**

①将马蹄去皮，洗净，切成小块；鸭肉洗净，剁块；黄豆洗净；向锅中注入清水，烧开，放入鸭块，加入料酒，搅拌匀，煮至沸，汆去血水，把鸭块捞出，沥干水分，备用。

②向砂锅中注入清水，烧开，倒入黄豆、马蹄、鸭块、姜片、料酒，烧开后用小火炖40分钟，至食材熟透，加入盐、鸡粉调味，即可。

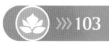

# 核桃仁黑豆浆

 清热解毒、活血消肿

● **原料** 水发黑豆100克，核桃仁40克

● **调料** 白糖5克

● **做法**

①将黑豆、核桃仁洗净；取豆浆机，倒入黑豆、核桃仁，注入矿泉水，至上、下水位线之间，搅打成豆浆，然后将豆浆装入碗中。

②加入白糖，拌匀即可。

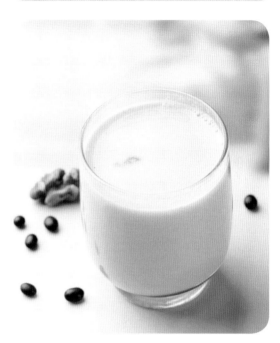

# 核桃黑芝麻豆浆

 活血调经、消炎杀菌

● **原料** 黑芝麻50克，核桃仁40克，水发黄豆100克

● **调料** 白糖5克

● **做法**

①将核桃仁、黄豆洗净；取豆浆机，倒入黄豆、黑芝麻、黄豆，注入矿泉水，至上、下水位线之间，搅打成豆浆，然后将豆浆装碗。

②加白糖拌匀至白糖溶化，掠去浮沫装入杯中即可。

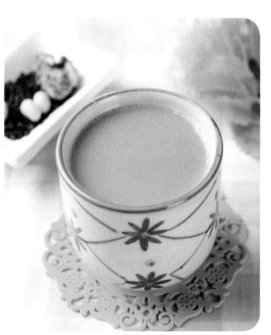

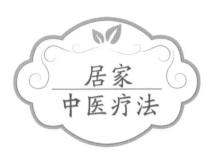

居家
中医疗法

卵巢早衰是现代女性极易遇到的疾病，除了可以用药物干预治疗外，还可以通过一些适宜的疗法辅助治疗，不仅能起到治愈的目的，还能起到养生的作用。

## 艾灸神门穴

● **取穴方法**　神门穴位于手腕横纹尺侧端，尺侧腕屈肌腱的桡侧凹陷处。

● **操作方法**　将艾条的一端点燃，对应神门穴，约距离皮肤2～3厘米处，进行熏烤，使患者局每部有温热感而无灼烧感为宜。每次灸10～15分钟，每日1次。

● **功效**　益气助阳，调经固经。

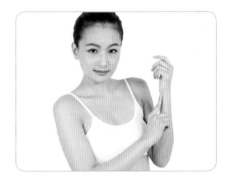

## 艾灸肝俞穴、肾俞穴

● **取穴方法**　肝俞穴在背部，第9胸椎棘突下，旁开约5厘米处。肾俞穴在腰部，第2腰椎棘突下，旁开约5厘米处。

● **操作方法**　将艾条的一端点燃，对应两个穴位，约距离皮肤2～3厘米处，进行熏烤，使患者局部有温热感而无灼烧感为宜。每处灸10～15分钟，每日1次。

● **功效**　益肾助阳，强腰利水。

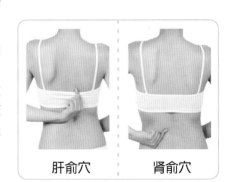

肝俞穴　　　　肾俞穴

## 按摩涌泉穴

● **取穴方法**　涌泉穴位于足前部凹陷处第2、3趾趾缝纹头端与足跟连线的前1/3处。

● **按摩方法**　用双手拇指分别按摩两足的涌泉穴，适当用力按揉3～5分钟，早晚各1次。

● **功效**　扶助正气，促进血液、淋巴液循环。

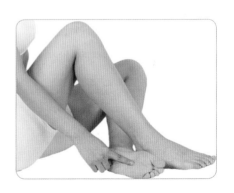

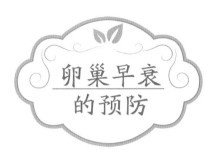

卵巢早衰
的预防

女性到中年后，按照自然规律，卵巢功能开始出现衰退，排卵数减少，激素分泌水平下降，月经逐渐停止，乳房松软萎缩，第二性征开始退化，女性也逐渐失去光彩。所以女性尤其是中年女性要特别注意预防卵巢的早衰。那么怎样才能预防卵巢早衰呢？

## 注意饮食调节

食疗是预防卵巢功能早衰及抗衰老的最有效方法。日常生活中要多补充优质蛋白，如大豆、牛奶、鸡蛋、豆浆等。不要挑食，不要过度节食，以免造成营养不良，降低身体抵抗力，继而引发卵巢早衰。

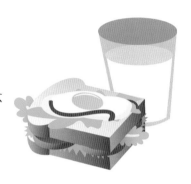

## 经常参加体育运动

通过锻炼身体，增强体质，也可以预防早衰。还要戒烟，特别注意减少在公共场所和家庭被动吸烟的机会，从而避免早绝经给女性健康带来的危害。

## 关注月经，避免久坐

卵巢早衰是有先兆的，发病之前多出现月经减少、月经周期改变、闭经等症状，因此要对月经引起足够的重视。办公室久坐女性要经常活动，对卵巢保养也是有好处的。

## 规律作息，心情愉悦

健康的身体与日常生活习惯是息息相关的。所以，要保养卵巢，最好每日按时休息，良好的睡眠有助于调节女性的内分泌，从而远离早衰。快速的工作节奏和巨大的生活压力，很容易让女性心情压抑或者忧郁，这些不良情绪积聚在体内，会影响身体健康。因此女性要善于调节情绪，保持心情愉悦。

## 合理避孕，减少人工流产

女性怀孕后，身体内各种激素分泌水平随之改变，人为强行终止妊娠，虽然表面的创伤很快就可以恢复，但人体的内分泌变化可不是短期内就能恢复的。如果反复多次人流，经常扰乱激素分泌，会对卵巢的功能造成一定的影响，从而引起早衰。

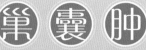

# 卵巢囊肿

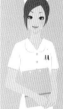

卵巢囊肿是指卵巢出现囊样的肿块，是卵巢肿瘤的一种。卵巢囊肿可能是良性，也可能是恶性。该病各个年龄均可患病，但以20～50岁最多见，是育龄期女性最常见的一种疾病。该病的恶变率较高，占良性卵巢肿瘤的10%。该病早期诊断困难，就诊时绝大部分已经属于晚期，很少得到及时的治疗，是威胁女性生命最严重的恶性肿瘤之一。

## 症状

①腹痛：发生腹痛多是由瘤蒂发生扭转、肿瘤破裂、出血或感染所致。

②下腹不适：肿瘤在盆腔内移动牵扯其他部位，可使患者感到下腹部或髂窝部肿胀、下坠，腰腹部增大，患者自己能摸到包块，且腹胀不适。

③压迫症状：巨大肿瘤充盈整个腹腔，使腹内压增加，影响下肢静脉回流，导致腹壁及双下肢水肿。

④内分泌症状：可出现如多毛、声音变粗、阴蒂肥大等男性化症状。

⑤腹水征：腹水存在常为恶性肿瘤的特征。

⑥恶病质：肿瘤晚期会出现腹部极度膨大、面容消瘦及身体各脏器严重衰竭的恶病质状态。

## 病因

①内分泌因素：未产妇或未育妇的发病率较高；月经初潮过早（12岁之前）、绝经时间拖后、月经周期短、应用促排卵剂超过3个周期、性早熟或男性化等也与卵巢囊肿的发生有关。

②饮食及环境因素：膳食结构不合理，高胆固醇饮食，维生素的缺乏，吸烟、电离辐射等环境因素与卵巢囊肿的发生有关。

③不良生活习惯：不良的生活习惯会使人体整体的机能下降，造成内分泌失调，免疫功能下降，终致卵巢囊肿。

④遗传因素：这是卵巢囊肿最主要的因素，经过调查表明有超过20%的患者有家族史。

## 危害

①卵巢囊肿变大或者变性，有可能影响生育，导致不孕。

②有些肿瘤性的囊肿甚至会发生癌变，给患者带来生命威胁。

③卵巢囊肿患者除了食欲不良、体重减轻和腹部肿胀之外，还可能引起呕吐、发烧和腹部剧痛，甚至会导致腹部和四肢水肿。

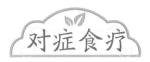

# 丝瓜炒山药

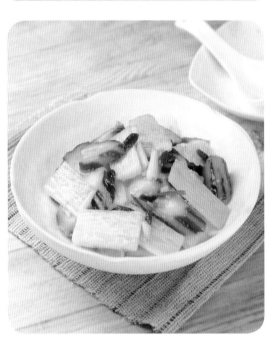 清热消肿、杀菌抗炎

- **原料** 丝瓜120克，山药100克，枸杞10克

- **调料** 盐3克，鸡粉2克，水淀粉5毫升，食用油适量，蒜末、葱段各少许

- **做法**

①将丝瓜去皮，洗净切成小片；山药去皮，洗净，切成片。

②向锅中注入清水，烧开，加食用油、盐、山药片搅匀，撒上洗净的枸杞，略煮片刻，倒入丝瓜拌匀，煮约半分钟，至食材断生后捞出，沥干水分，备用。

③用油起锅，放入蒜末、葱段，爆香，倒入食材，炒匀，加入鸡粉、盐调味，淋入水淀粉勾芡，即可。

# 胡萝卜黑木耳炒百合

 补血活血、宁心安神

- **原料** 鲜百合50克，水发黑木耳55克，胡萝卜50克

- **调料** 盐3克，鸡粉2克，料酒、生抽各2毫升，水淀粉、食用油各适量，姜片、蒜末、葱段各少许

- **做法**

①将胡萝卜洗净切成片；木耳洗净，切成小块。

②向锅内注水烧开，放入木耳、胡萝卜、百合焯水。

③用油起锅，放入姜片、蒜末、葱段，爆香，倒入食材、料酒，翻炒香，加入生抽、盐、鸡粉调味，倒入水淀粉，快速炒匀即可。

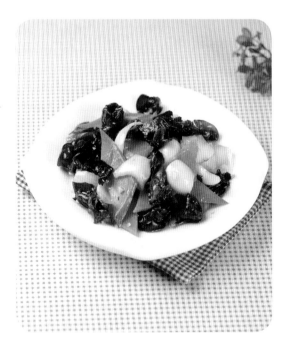

清热解毒、止带消肿

# 百部白果炖水鸭

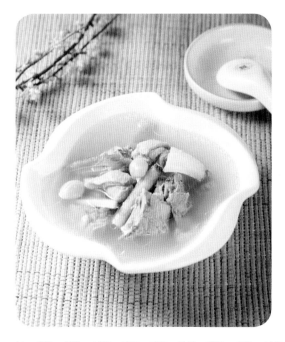

- **原料** 鸭肉块400克，白果20克，百部10克，沙参10克，山药20克

- **调料** 鸡粉、盐各2克，料酒少许，姜片10克

- **做法**

①将鸭肉块、白果、百部、沙参、山药洗净；向锅中注入清水，烧开，倒入鸭肉块，淋入料酒，拌匀，氽去血水，捞出鸭块，装入盘中，备用。

②向砂锅中注入清水烧开，倒入药材和姜片，放入鸭块，炖约1小时至食材熟透，加入鸡粉、盐，拌匀调味。

③关火后盛出煮好的汤料，装入汤碗中即可。

 活血调经、利水渗湿

# 茯苓核桃瘦肉汤

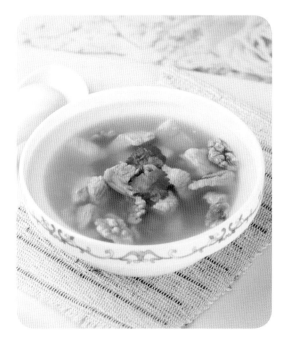

- **原料** 茯苓15克，核桃仁50克，猪瘦肉300克

- **调料** 盐、鸡粉各2克，料酒10毫升

- **做法**

①将猪瘦肉洗净切成丁，备用。

②向砂锅中注入清水，烧开，倒入茯苓、核桃仁、瘦肉丁，拌匀，淋入料酒，烧开后用小火炖1小时，至食材熟透，放入盐、鸡粉调味，搅拌至食材入味。

③关火后盛出煮好的汤料，装入碗中即可。

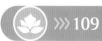
# 丹参山楂三七茶

 散瘀活血、消肿定痛

- **原料** 山楂20克，丹参15克，三七10克

- **做法**

①把山楂、丹参、三七分别清净干净。

②取一干净的砂锅，往砂锅中注入适量清水，大火烧开，放入洗净的山楂、丹参、三七，搅拌均匀，大火煮沸后用小火煮约15分钟，至其析出有效成分，拌匀，继续略煮片刻。

③关火后盛出煮好的药茶，装入杯中，趁热饮用即可。

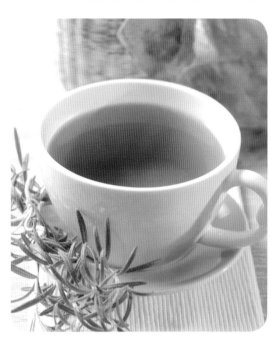

# 山楂菊花茶

 清热解毒、通经止痛

- **原料** 鲜山楂90克，干菊花15克

- **调料** 冰糖适量

- **做法**

①将菊花洗净；山楂洗净，果肉切成小块，备用。

②向砂锅中注入适量清水，大火烧开，倒入洗净的干菊花、山楂，搅拌均匀，煮沸后用小火炖煮约10分钟，至食材析出营养物质，加入适量冰糖，转大火，略微搅拌片刻，至冰糖完全溶化。

③关火后盛出煮好的菊花茶，装入汤碗中，稍微冷却后即可饮用。

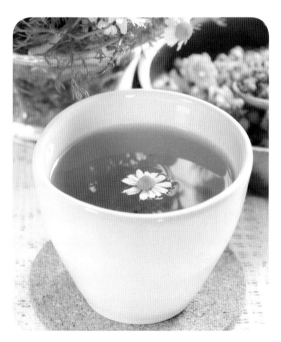

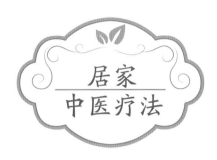

## 居家 中医疗法

对于卵巢囊肿不是太严重而且时间充裕的患者，采用中医疗法来治疗是很不错的选择。中医治疗从整体的角度出发，可提高人体的免疫力，从而使疾病得到有效的控制。

### 艾灸足三里穴

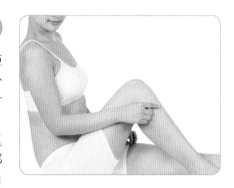

●**取穴方法**　足三里穴在外膝眼下约10厘米，距胫骨前嵴1横指，当胫骨前肌上。取穴时，由外膝眼向下量4横指，在腓骨与胫骨之间，由胫骨旁量1横指，该处即是。

●**操作方法**　将艾条的一端点燃，对应足三里穴，约距离皮肤2～3厘米处熏烤，使患者局部有温热感，但没有灼烧感为宜。每日或隔日1次，每次10～15分钟。

●**功效**　扶正固本，增强免疫力。

### 艾灸合谷穴

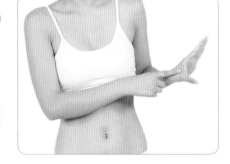

●**取穴方法**　合谷穴位于手背部位，第二掌骨中点，拇指侧，取穴时以一手的拇指第一个关节横纹正对另一手的虎口边，拇指屈曲按下，指尖所指处。

●**操作方法**　将艾条一端点燃，对应合谷穴，距离皮肤2～3厘米处熏烤，使患者局部有温热感而无灼烧感为宜。每周1～2次，每次15～20分钟。

●**功效**　行气活血，通调气机。

### 艾灸大椎穴

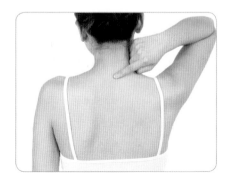

●**取穴方法**　大椎穴位于背部正中线上，第7颈椎棘突下凹陷中。

●**操作方法**　将艾条一端点燃，对应大椎穴，距离皮肤2～3厘米处熏烤，使患者局部有温热感而无灼烧感为宜。每日1次，每次15～20分钟。

●**功效**　扶正化浊，减轻化疗副作用。

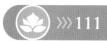

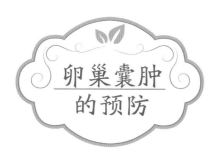

## 卵巢囊肿的预防

卵巢囊肿与内分泌紊乱、雌激素过度刺激等因素有关，发病年龄范围较大，青春期或幼女期也有患病的可能，建议定期定时检查。早发现、早治疗是最好的防治手段，以免发生恶变，给自己和家人带来更大的痛苦。

### 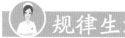 平衡膳食

女性的饮食要平衡，平时要多吃含蛋白质、维生素的食物。不要过多食用辛辣刺激的食物，不要吸烟喝酒，不吃过冷、过热、过期、变质的食物。

### 规律生活，心态乐观

女性应养成有规律的生活习惯。健康的身体与日常的生活习惯是息息相关的，所以要保养卵巢，最好每日按时作息，保证充足的睡眠，同时保持积极乐观的情绪，这些都有助于调节女性内分泌，从而远离卵巢疾病。

### 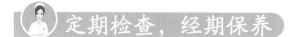 定期检查，经期保养

女性从20岁开始，即使身体无任何不适症状，也要每年定期妇科检查，以做到早发现、早诊断、早治疗。女性月经期或者产后期抵抗力会较正常时下降，此时应注意保暖，避免受寒，忌食生、冷、刺激性食物，保持机体正气充足、气血通畅，预防卵巢囊肿的发生。切勿滥用保健品、激素类药物，以免造成内分泌的紊乱，如需要用药最好在医生的指导下进行。

### 适当运动，不宜久坐

女性应经常锻炼身体。适当加强体育锻炼，可以促进新陈代谢及血液循环，有效缓解器官的衰老。中医认为"久坐伤肉"，久坐很容易造成气血循环障碍，影响盆腔健康。要注意劳逸结合，每隔一个小时，花10分钟进行腹式呼吸，腹壁肌肉的收缩对子宫、卵巢都有按摩的效果。

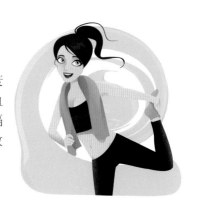

# 卵巢癌

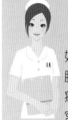

卵巢恶性肿瘤是女性生殖器官常见的恶性肿瘤之一，其发病率列居妇科肿瘤第三位，但卵巢上皮癌死亡率却占首位，对妇女生命造成严重威胁。卵巢癌临床早期无症状，鉴别其组织类型及良、恶性相当困难，卵巢癌行剖腹探查术中发现，肿瘤局限于卵巢的仅占30%，大多数已扩散到子宫双侧附件、大网膜及盆腔各器官。故卵巢癌已引起人们的广泛关注。

**症状**

①疼痛：卵巢恶性肿瘤由于瘤内的变化，如出血、坏死、迅速增长而引起相当程度的持续性胀痛。在检查时发现其局部有压痛。

②月经不调：偶见不规则子宫出血，绝经后出血。

③腹腔积液：卵巢恶性肿瘤合并腹腔积液者较多。如果恶性肿瘤细胞穿出包膜或已转移至腹膜，腹腔积液可呈血性。

④恶病质：病程拖延较久者，由于长期消耗、食欲不振而表现有进行性消瘦、乏力、倦怠等恶病质症状。

**病因**

①外部因素：包括放射线，化学、物理、生物方面的因素和病毒感染等致癌因子。

②内部因素：包括免疫功能、内分泌、遗传（遗传因素是近年来研究的较多的病因之一，多数病例由常染色体显性遗传）和精神方面的因素等。

③环境及生活方式：使用激素类药物或食用含激素类食物、滋补品使卵巢肿瘤呈高发性、年轻化趋势。

④不注重保暖：身体经常受凉会使内分泌出现严重失调，引起子宫收缩，卵巢变异，易引起卵巢癌。

**危害**

①一旦出现症状常表现为腹胀、腹部肿块及腹水。

②如果肿瘤压迫神经，可引起腹痛、腰痛或下肢疼痛。

③如果肿瘤压迫盆腔静脉，会出现下肢浮肿。

④晚期时表现消瘦、严重贫血等恶病质征象。

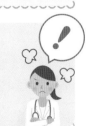

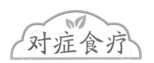

# 彩椒炒丝瓜

 解热镇痛、防癌抗癌

- **原料** 彩椒120克，丝瓜150克
- **调料** 盐、鸡粉各少许，香油3毫升，水淀粉10毫升，食用油适量，蒜末少许

- **做法**

①将彩椒洗净切成小块；丝瓜去皮洗净切成小块。

②用油起锅，下入蒜末，爆香，放入彩椒、丝瓜，快速翻炒匀，翻炒至食材熟软。

③加入盐、鸡粉调味，淋上少许水淀粉，快速炒匀，最后淋入少许香油，炒匀、炒香即可。

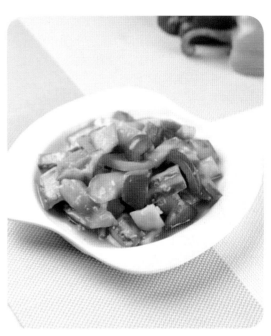

# 胡萝卜炒杏鲍菇

 清热解毒、抗菌消炎

- **原料** 胡萝卜100克，杏鲍菇90克
- **调料** 盐3克，鸡粉少许，蚝油4克，料酒3毫升，食用油、水淀粉各适量，姜片、蒜末、葱段各少许

- **做法**

①将杏鲍菇洗净切片；胡萝卜洗净切片。

②向锅内加水烧开，放入胡萝卜片和杏鲍菇焯水。

③用油起锅，放入姜片、蒜末、葱段，用大火爆香，倒入食材，炒匀，再淋入料酒，转小火，加入盐、鸡粉、蚝油，翻炒片刻，至食材熟透，倒入水淀粉勾芡。

④关火后，盛出炒好的菜，装在盘中即可。

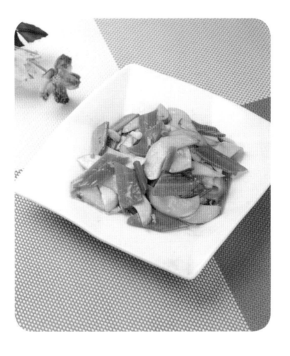

清热解毒、杀菌消炎

# 蒜蓉芥蓝片

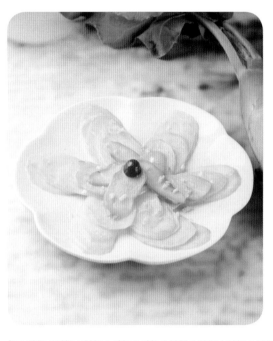

- **原料** 芥蓝350克，蒜末少许
- **调料** 盐4克，料酒4毫升，鸡粉2克，水淀粉4毫升，食用油适量

- **做法**

①将芥蓝洗净切成片；向锅中注入清水，烧开，加入盐、芥蓝片、食用油，搅匀，煮半分钟，捞出芥蓝片，沥干，备用。

②用油起锅，放入蒜末，爆香，倒入芥蓝片，放入料酒、盐、鸡粉调味，倒入水淀粉，快速炒匀。

③关火后盛出炒好的芥蓝，装入盘中，摆好即可。

 清热解毒、滋阴补血

# 红薯炖猪排

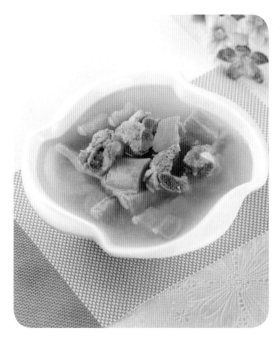

- **原料** 红薯200克，猪排骨块250克
- **调料** 盐、鸡粉各2克，料酒、食用油各适量，姜片30克

- **做法**

①将红薯去皮，洗净，切成丁；排骨块洗净；向锅中注入清水，烧开，倒入排骨块、料酒，煮沸，捞去锅中浮沫，把排骨捞出，备用。

②向砂锅中注入清水烧开，放入排骨、红薯丁，拌匀，烧开后用小火炖40分钟，至食材熟烂，加入盐、鸡粉，搅匀调味。

③将炖煮好的食材盛出，装入碗中，即可。

# 车前子绿豆高粱粥

 清热解毒、消肿化瘀

● **原料** 车前子60克，绿豆50克，高粱米100克

● **做法**

①将绿豆和高粱米用清水浸泡4～5小时，洗净备用。

②向砂锅中注入适量清水，用大火烧开，放入用纱布袋包好的车前子，烧开后用小火煲煮约20分钟，至材料析出营养成分，放入浸泡好的绿豆和高粱米，搅拌片刻，转用中火煮至食材熟软，关火。

③盛出煮好的车前子绿豆高粱粥，装入碗中，稍晾凉即可食用。

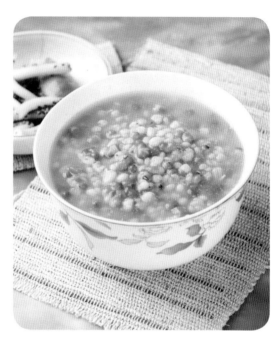

# 白芍山药鸡汤

抗菌消炎、止痛行气

● **原料** 白芍12克，水发莲子50克，枸杞10克，山药100克，鸡肉400克

● **调料** 盐、鸡粉各2克，料酒8毫升

● **做法**

①将山药去皮洗净，切成丁；白芍、莲子、枸杞洗净；鸡肉洗净，剁块；向锅内注入清水，烧开，倒入鸡肉，搅散至煮沸，去除血水，将鸡肉捞出，沥干水分。

②向砂锅注入清水，烧开，倒入药材、山药、鸡块，淋入料酒，搅匀，小火炖40分钟至熟软，放入盐、鸡粉，搅拌片刻，使味道更均匀。

③将鸡汤盛出，装入碗中即可。

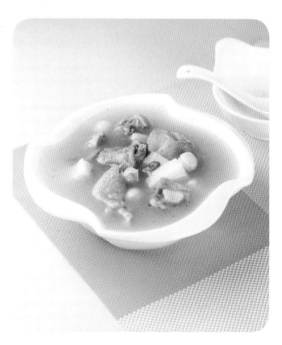

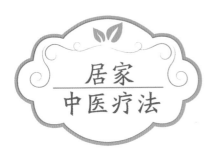

## 居家 中医疗法

卵巢癌的治疗除了西医的药物治疗外，还可辅助一些中医治疗手法，通过扶正祛邪，固本扶元，共同达到治疗的目的，常见方法如按摩法、艾灸法等，都能起到不错的效果。

### 按摩血海穴

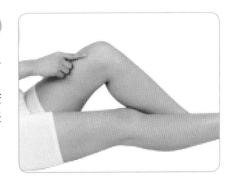

● **取穴方法** 血海位于大腿内侧，髌底内侧端上约7厘米，股四头肌内侧头的隆起处；屈膝取穴。

● **按摩方法** 双掌拇指置血海穴上，余4指拿按膝上肌肉，力量不宜太大，能感到穴位处有酸胀感即可，要以轻柔为原则。每次按摩3～5分钟。

● **功效** 血海穴是治疗妇科疾病的首选穴位，能有效缓解各种妇科疾病引起的疼痛。

### 按摩八髎穴

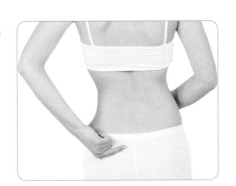

● **取穴方法** 八髎穴是一组穴位，又称上髎穴、次髎穴、中髎穴、下髎穴，左右共八个穴位。直立位或者俯卧位时，把手放到腰带上，从这个位置稍微往下一点有一个圆形的骨性凸起，在它和背部的正中线之间的中点就是上髎穴的位置，用手四指一放，就把穴位找到了。

● **按摩方法** 单掌按抚于其腰骶部八髎穴处，上下搓按，反复揉搓，以热透小腹为佳。

● **功效** 调理气血，理气止痛。

### 艾灸大椎穴

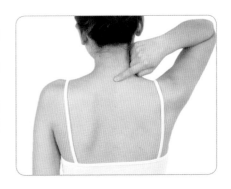

● **取穴方法** 大椎穴位于背部正中线上第7颈椎棘突下凹陷中。

● **操作方法** 将艾条的一端点燃，对应大椎穴距离皮肤2～3厘米处熏烤，使患者局部有温热感而无灼烧感为宜。每日一次，每次灸15～20分钟。

● **功效** 扶正化浊，减轻化疗副作用。

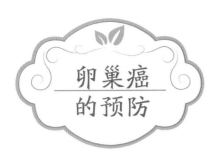

## 卵巢癌的预防

据调查显示，卵巢癌的发病率虽在女性恶性肿瘤中排名第三，仅次于宫颈癌和子宫内膜癌，但其病死率最高。专家表示，在临床上见到的卵巢癌死亡率比子宫内膜癌还多，好发于育龄女性。因此卵巢癌的预防就变得尤为重要。

### 均衡饮食，多钙少脂肪

在日常饮食中，过多地摄入脂肪类食物会造成脂肪堆积，也会诱导疾病发生。饮食中含有过多饱和性脂肪的女性与缺钙的女性更易患卵巢癌。因此女性应均衡饮食，多吃蔬菜水果，减少膳食的脂肪含量，适当多摄入钙质，减少卵巢癌的发生。

### 经常参加体育运动

研究发现，经常运动的女性患卵巢癌的几率比运动少的女性低27%。日常生活中，适当的锻炼能够保证身体健康，还能够舒缓压力。运动量可以根据自身体力而定。例如饭后步行10~15分钟，不仅不会感到疲劳，还可以活血通络，有助于防止疾病的发生。

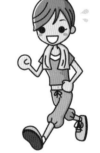

### 睡眠要有规律

规律的睡眠不仅有利于平衡内分泌，更给体内各种激素提供了均衡发挥健康功效的良好环境。良好的内环境可以有效地预防疾病的发生。

### 保持良好的情绪

保持良好的情绪，是健康的根本。保持良好的情绪不仅可以保证激素的正常分泌，卵巢的正常排卵，还能降低癌症的发病率。

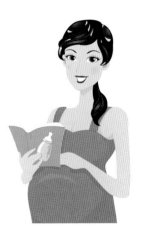

### 适龄生育、母乳喂养

有研究表明，初潮早于12岁、未生育过或生育时间晚于30岁的女性，患卵巢癌的危险会增加。未哺乳的女性也有患病风险。因此，女性应适龄生育，并进行母乳喂养。

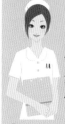

# 附件炎

在女性的内生殖器官中，输卵管、卵巢被统称为子宫附件。因此附件炎是指输卵管和卵巢的炎症。但输卵管、卵巢炎常常合并有宫旁结缔组织炎、盆腔腹膜炎，因此盆腔腹膜炎、宫旁结缔组织炎，也被划入附件炎范围。

**症状**

附件炎分为急性和慢性两种，二者的症状完全不同。

急性附件炎：急性附件炎最常见的症状就是急性下腹痛和发热，初起腹痛仅局限于下腹部，多为双侧，少数患者有呕吐。此外，急性期还会出现月经量增多、白带增多、经期延长及阴道不规则出血等症状。急性附件炎如果治疗不及时或治疗不彻底，可转为慢性附件炎。

慢性附件炎：慢性附件炎有程度不同的腹痛，炎症反复发作，迁延日久，使盆腔充血，结缔组织纤维化，盆腔器官相互黏连。患者出现下腹部坠胀、疼痛及腰骶酸痛等症状，时轻时重，并伴有白带增多、腰痛、月经失调等，且往往在经期或劳累后加重。

**病因**

①不注意经期卫生，经期性生活，不洁性生活或者性生活过早、过频等，都可以引起附件炎。

②清洗外阴不科学，如先洗肛门再洗会阴部，或经期用盆浴，也会使病菌上行侵入，引发感染。

③未经严格消毒而进行的宫腔操作，如吸宫术、子宫颈管治疗以及消毒不严格的产科手术感染等。

④身体其他部位有感染未经及时治疗，病原菌可经血行传播而引起输卵管炎、卵巢炎，多见于结核性疾病。

⑤分娩或流产后，由于抵抗力下降，病原体经生殖道上行感染并扩散到输卵管、卵巢，继而引起整个盆腔感染，导致附件炎。

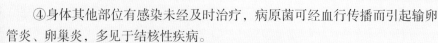

**危害**

①导致内分泌失调。

②导致不孕或者宫外孕。

③使卵巢无法正常发挥生理功能，从而导致女性第二性征的逐渐弱化甚至消失。

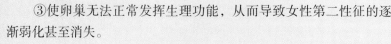

## 对症食疗

# 马齿苋炒黄豆芽

清热解毒、消肿消炎

- ●原料 马齿苋100克，黄豆芽100克，彩椒50克

- ●调料 盐、鸡粉各2克，水淀粉4毫升，食用油适量

- ●做法

①将彩椒洗净切成条，备用；马齿苋、黄豆芽洗净。

②向锅中注入清水，烧开，放入食用油、黄豆芽，拌匀，放入彩椒，煮半分钟，至其断生，捞出焯好的黄豆芽和彩椒，沥干水分，装入盘中备用。

③用油起锅，倒入马齿苋、黄豆芽、彩椒，翻炒片刻，加入盐、鸡粉，炒匀调味，倒入水淀粉勾芡，即可。

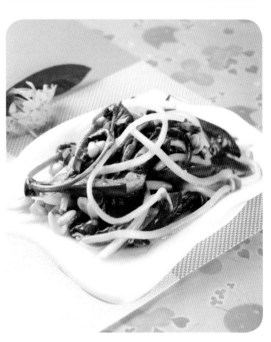

# 车前子玉米粥

清热解毒、止痛止带

- ●原料 车前子60克，玉米80克，大米100克

- ●做法

①将玉米和大米用清水浸泡1~2小时，洗净备用。

②向砂锅中注入适量清水，大火烧开，放入用纱布袋包好的车前子，烧开后用小火煲煮约20分钟，至其析出营养成分，放入浸泡好的玉米和大米，搅拌片刻，转用中火煮至食材熟软。

③关火后，盛出煮好的车前子玉米粥，装入碗中，待稍晾凉后即可食用。

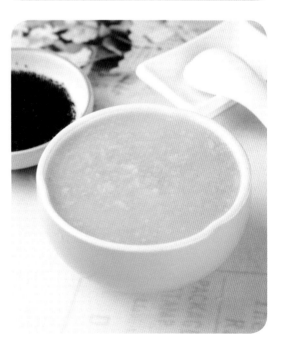

## 活血调经、清热解毒

# 茯苓枸杞山药粥

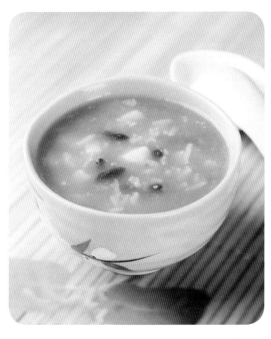

● **原料** 茯苓20克，枸杞10克，山药80克，大米50克

● **调料** 红糖30克

● **做法**

①将山药洗净去皮切块，浸泡在清水里，备用；茯苓、枸杞洗净；大米洗净，用清水浸泡半小时。

②取一干净的砂锅，往砂锅中注入适量清水，用大火烧开，放入茯苓、枸杞、山药、大米，用大火煮至食材熟软，放入红糖，搅拌片刻，用小火煮至食材熟透。

③关火后盛出煮好的茯苓枸杞山药粥，装入碗中即可。

## 补血活血、调经止痛

# 山楂四味汤

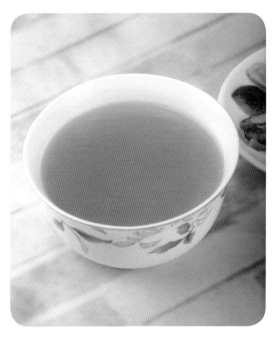

● **原料** 山楂90克，当归12克，白芍10克，甘草5克

● **做法**

①将山楂洗净，去核，切成小块，备用；当归、白芍、甘草分别用清水洗净，备用。

②向砂锅中注入适量清水，用大火烧开，放入当归、白芍、甘草、山楂，烧开后用小火煲煮约20分钟，至材料析出营养成分，搅拌片刻，用中火再煮片刻。

③关火后盛出煮好的四味汤，装入碗中即可。

# 当归生姜羊肉汤

 **补血活血、调经止痛**

- ●**原料** 羊肉400克，当归10克，生姜片40克

- ●**调料** 料酒8毫升，盐、鸡粉各2克，香菜段少许

- ●**做法**

①将羊肉洗净，切片；当归洗净，向锅中注入清水烧开，倒入羊肉，拌匀，加入料酒，煮沸，去除血水，把羊肉捞出，沥干水分，备用。

②取一干净的砂锅，往砂锅注入清水，烧开，倒入当归、生姜片、羊肉、料酒，拌匀，小火炖2小时至羊肉软烂，放盐、鸡粉，拌匀调味，夹去当归和姜片。

③关火后，盛出汤料，撒入香菜段，装入盘中，待稍晾凉即可食用。

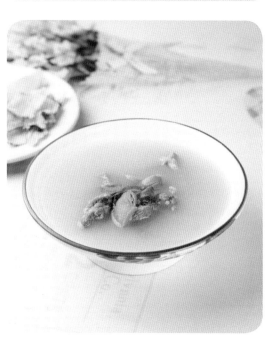

# 马齿苋蒲公英茶

 **清热解毒、消肿消炎**

- ●**原料** 蒲公英15克，马齿苋80克，甘草3克

- ●**调料** 蜂蜜15克

- ●**做法**

①将蒲公英、马齿苋、甘草分别用清水洗净，备用。

②取一干净的砂锅，往砂锅中注入清水，加入蒲公英、马齿苋、甘草，烧开后用小火煲煮约20分钟，至材料析出营养成分，搅拌片刻，用中火再煮片刻。

③关火后盛出煮好的马齿苋蒲公英茶，装入碗中，加入蜂蜜即可。

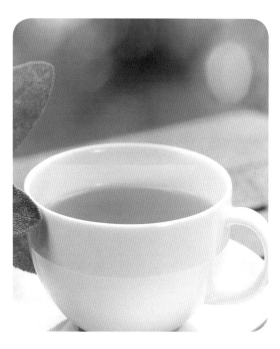

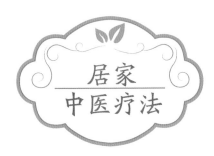

居家
中医疗法

附件炎的治疗除了采用西医的药物治疗外，还可以辅助一些中医的治疗方法，如敷贴、热敷等等，采用中西医结合的方法，达到治疗的目的。

## 云南白药贴敷法

- **材料** 云南白药、白酒各适量
- **操作方法** 将云南白药与白酒调和成糊状，敷于神阙穴（即脐眼），用纱布覆盖。要勤用白酒滴于纱布之上，保持湿润，每天1次。以上方法，5天为1个疗程。
- **功效** 活血化瘀，消肿止痛，利于炎症的消除和包块的消散。

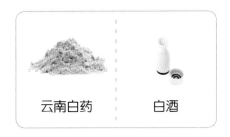

| | |
|---|---|
| 云南白药 | 白酒 |

## 附件炎散敷贴

- **材料** 杜仲、蛇床子、五倍子、芡实、桑螵蛸、白芷各适量，醋适量
- **操作方法** 将上述药物研碎取末，用醋调成糊敷于肚脐，用胶布固定。每日1次，连用3天后，间隔1日再继续使用。
- **功效** 消肿排脓，燥湿止带。

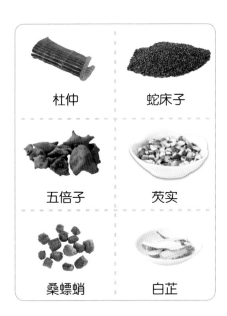

| | |
|---|---|
| 杜仲 | 蛇床子 |
| 五倍子 | 芡实 |
| 桑螵蛸 | 白芷 |

## 大粒盐热敷法

- **材料** 大粒盐适量，袋子一个
- **操作方法** 将大粒盐用锅炒热，温度以手感稍烫为宜，装入袋子中，用毛巾把食盐袋子裹上敷在下腹部，建议每天2次，每次连续热敷30分钟到1小时。需要提醒的是，刚开始用大粒盐热敷后，肚皮会出现红白相间的情形，一般来说到第三四次时就会消退。
- **功效** 温经活络，消炎散寒，还具有缓解疼痛的作用。

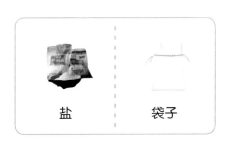

| | |
|---|---|
| 盐 | 袋子 |

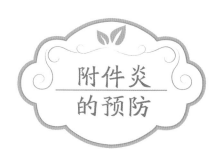

## 附件炎的预防

附件炎是一种严重影响女性健康的妇科疾病，给女性的身体带来很大的伤害。日常生活中女性朋友要做到以下几点，尽可能预防附件炎的发生。

###  注意卫生，日常保养

女性要注意经期、产后、流产后的卫生，经期避免同房、游泳，以免细菌侵入，引起附件炎。勤换内裤，清洗内裤时要用专业的内衣除菌皂，要和其他衣物以及家人的内衣分开清洗，以免交叉感染。卫生巾要注意及时更换，以免细菌滋生。经期还要避免受风寒，不宜过度劳累。

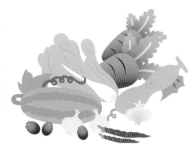

###  饮食清淡，及时治疗

女性饮食方面要以清淡的食物为主。多食用水果、蔬菜等含维生素的食物，多吃鸡蛋、豆腐、赤豆、菠菜等，忌食生、冷和刺激性的食物，还可以多吃些蛋白质含量高的食物，并配合适量运动。患有阴道炎、宫颈糜烂等其他炎症的女性要及时进行治疗，防止病情加重或扩散，给其他器官带来不利影响，引起附件炎。

###  科学避孕，避免流产

流产的危害很大。半年内做过两次人流或未满18岁做人流，都属于高危流产。高危流产的发病率和死亡率都很高，所以一定要做好避孕，避免流产，防止引发附件炎。

###  多喝水，勿久坐

附件炎容易导致身体发热，所以要注意多喝水以降低身体的温度。女性久坐会出现下肢血液循环不畅的情况，影响了卵巢和附件的正常排毒。因此工作一段时间后，应起来活动一下，促进腹部的血液循环，减少疾病的发生几率。

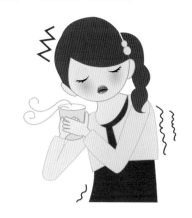

# 盆腔炎

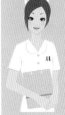

女性盆腔生殖器官及其周围的结缔组织、盆腔腹膜发生炎症时，称为盆腔炎。盆腔炎包括急性盆腔炎、慢性盆腔炎、盆腔腹膜炎、附件炎（急性附件炎、慢性附件炎、输卵管炎、卵巢炎）、子宫炎（急性子宫内膜炎、慢性子宫内膜炎、急性宫颈炎、慢性宫颈炎）、盆腔结缔组织炎等。盆腔炎是盆腔内各种炎症疾病的统称，是妇女常见病之一。

## 症状

①急性盆腔炎病人可见下腹疼痛、发烧、寒战、头痛、食欲不振。下腹部有肌紧张、压痛及反跳痛。盆腔检查阴道有大量的脓性分泌物，穹隆有明显触痛，子宫及双附件有压痛、反跳痛，或一侧附件增厚。

②慢性盆腔炎：起病慢，病程长。全身症状多不明显，可有低热，易感疲乏，伴下腹坠、腰痛、腰骶部酸痛，常在劳累、性交后，月经前后加剧。由于慢性炎症而导致盆腔瘀血、月经过多，卵巢功能损害时会出现月经失调，输卵管黏连阻塞时会导致不孕症。

## 病因

①不注意经期卫生：使用不合格卫生巾或经期性生活，会给细菌提供逆行感染的机会，导致盆腔炎。

②妇科手术后的感染：宫腔内的手术，如放环或取环、子宫内膜息肉等。

③产后或流产后感染：产后或流产后体质虚弱，宫颈口经过扩张尚未很好地关闭，此时阴道、宫颈中的细菌就有可能上行感染盆腔，导致盆腔炎。

④临近器官的炎症蔓延：最常见的是阑尾炎和腹膜炎，由于它们与女性生殖器毗邻，炎症会直接蔓延。

⑤不良生活习惯：经期盆浴是盆腔炎的常见诱因。盆腔炎常见的致病因素还有在不洁的水中游泳或经期游泳，水中的病菌容易进入阴道，继而进入子宫、输卵管造成炎症。

## 危害

①慢性盆腔炎会使卵子、精子或受精卵通行出现障碍，从而导致不孕。

②痛经：主要表现为双侧上腹持续性疼痛，可放射至腰部。

③性生活痛：性生活时女性盆腔深部会有撞击痛。

④盆腔粘连：严重的盆腔炎会造成盆腔广泛性粘连。

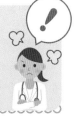

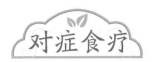

# 松子炒丝瓜

 清凉利尿、活血解毒

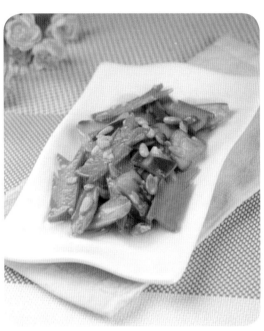

- **原料** 胡萝卜片50克，丝瓜90克，松仁12克

- **调料** 盐2克，鸡粉、水淀粉、食用油各适量，姜末、蒜末各少许

- **做法**

①将丝瓜洗净，去皮，切成小块。

②向锅中注入适量清水，烧开，加入适量食用油，放入胡萝卜片、丝瓜，煮至断生，捞出备用。

③用油起锅，倒入姜、蒜爆香，倒入胡萝卜和丝瓜，翻炒片刻，加入适量盐、鸡粉，快速炒匀至全部食材入味，再倒入少许水淀粉，快速翻炒匀。将炒好的菜肴盛入盘中，再撒上松仁即可。

# 虾菇油菜心

 行滞活血、消肿解毒

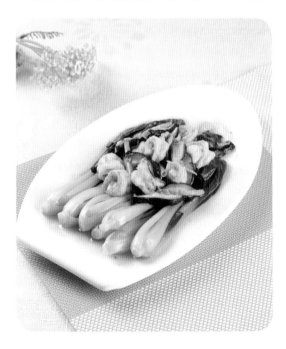

- **原料** 油菜100克，鲜香菇60克，虾仁50克

- **调料** 盐、鸡粉各3克，料酒3毫升，水淀粉、食用油各适量，姜片、葱段、蒜末各少许

- **做法**

①将香菇洗净切片；油菜洗净；虾仁挑去虾线，洗净放入调味料腌渍；香菇和油菜焯水。

②用油起锅，放入姜片、蒜末、葱段，爆香，倒入香菇、虾仁，炒匀，淋入料酒，翻炒片刻至虾身呈淡红色，加入盐、鸡粉调味，炒熟，放在油菜上即可。

利水消肿、通淋散结

# 葫芦瓜炒豆腐

- **原料** 葫芦瓜150克，豆腐200克，胡萝卜30克

- **调料** 盐3克，蚝油10克，鸡粉2克，生抽5毫升，水淀粉5毫升，食用油适量，蒜末、葱花各少许

- **做法**

①将豆腐洗净切块；胡萝卜洗净切粒；葫芦瓜洗净切丁，焯水。

②用油起锅，放入蒜末，爆香，倒入葫芦瓜、胡萝卜炒匀，加入清水、豆腐、盐、蚝油、鸡粉、生抽、炒匀，转小火，焖2分钟，用大火收汁，倒入水淀粉勾芡，放入葱花，炒匀。

③关火后将菜盛入盘中即可。

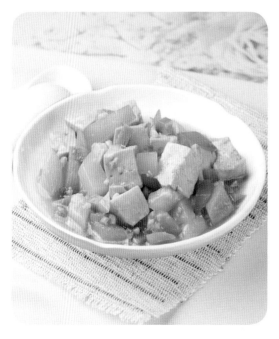

 清热解毒、利尿消肿

# 冬瓜莲子绿豆粥

- **原料** 冬瓜200克，水发绿豆70克，水发莲子90克，水发大米180克

- **调料** 冰糖20克

- **做法**

①将冬瓜去皮，洗净切成小块，备用；绿豆、莲子、大米洗净。

②向砂锅中注入清水烧开，倒入绿豆、莲子、大米，拌匀，烧开后用小火煮40分钟，至食材熟软，放入冬瓜块，用小火续煮15分钟至食材熟透，放入冰糖，煮约3分钟至冰糖溶化。

③关火后盛出煮好的粥，装入碗中，稍晾凉即可食用。

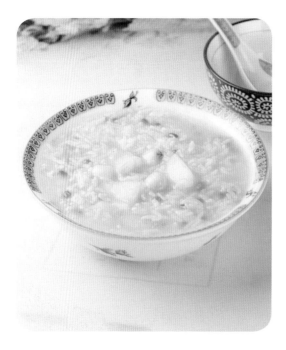

# 茅根红豆粥

 清热解毒、利尿消肿

● **原料** 茅根20克，红豆80克，大米80克

● **做法**

①将红豆、大米分别洗净，用清水浸泡半小时；茅根装入纱布袋内。

②取一干净的砂锅，往砂锅中注入适量清水，用大火烧开，放入用纱布袋包好的茅根，烧开后用小火煲煮约20分钟，至材料析出营养成分。放入浸泡好的红豆和大米，搅拌片刻，用中火煮至食材熟软。

③关火后盛出煮好的茅根红豆粥，装入碗中即可食用。

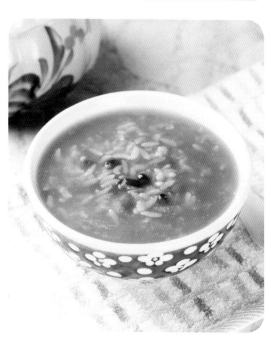

# 茶树菇草鱼汤

 抗菌消炎、清热解毒

● **原料** 水发茶树菇90克，草鱼肉200克，枸杞适量

● **调料** 盐、鸡粉各3克，胡椒粉2克，料酒5毫升，香油3毫升，水淀粉4毫升，姜片、葱花各少许

● **做法**

①将茶树菇洗净切去老茎，焯水；草鱼肉切片，加调味料腌渍。

②另起锅，倒入清水烧开，倒入茶树菇、姜片，搅匀，淋入香油，加入盐、鸡粉、胡椒粉，拌匀，用大火煮至沸，放入鱼片、枸杞，煮至鱼片变色。

③把煮好的汤料盛出，装入汤碗中，撒入葱花即可。

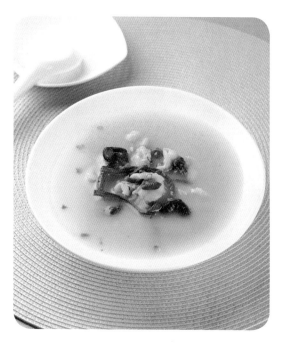

清热解毒、利尿消肿

# 黄芪红薯叶冬瓜汤

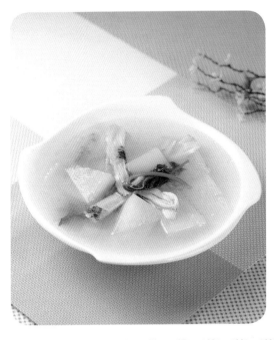

- **原料** 黄芪15克，冬瓜200克，红薯叶40克

- **调料** 盐、鸡粉各2克，食用油适量

- **做法**

①将冬瓜去皮，洗净，切小块，备用；黄芪、红薯叶洗净。

②向砂锅中注入清水，用大火烧开，放入黄芪、冬瓜，拌匀，煮沸后用小火煮约20分钟，至全部食材熟透，加入盐、鸡粉、红薯叶，淋入食用油，拌匀，续煮片刻，至红薯叶断生。

③关火后盛出煮好的冬瓜汤，装入碗中即可。

滋阴补血、清热解毒

# 陈皮桑葚枸杞茶

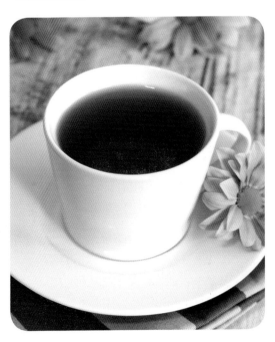

- **原料** 陈皮5克，桑葚（干）6克，枸杞8克

- **做法**

①将陈皮、桑葚、枸杞分别用清水冲洗干净，沥干，备用。

②取一干净的砂锅，往砂锅中注入适量清水，用大火烧开，倒入洗净的陈皮、桑葚、枸杞，搅拌片刻，转用小火炖15分钟，至有效成分完全析出，搅拌片刻。

③将煮好的茶盛出，装入杯中，放凉后即可饮用。

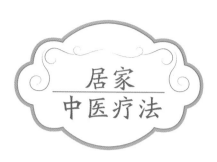

中医在治疗盆腔炎方面虽然没有西医治疗效果快，但是对于巩固病情有很好的疗效。因此患者在用西医综合治疗的同时，可以配合一些中医的疗法，共同达到治愈的目地。

## 按摩子宫穴

●**取穴方法**　取穴时患者采取卧位，子宫穴在脐下4寸，旁开3寸处取穴。

●**按摩方法**　先用手指腹顺时针方向按揉3~5分钟，再点按1分钟，以局部有酸胀感为度。

●**功效**　调经理气，对盆腔炎有很好的治疗效果。

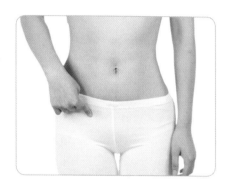

## 拔罐八髎穴治疗

●**材料**　火罐、酒精棉、止血钳、打火机

●**取穴方法**　八髎穴共八个穴位直立位或者俯卧位时，把手放到腰带上，稍微往下一点，有一个圆形的骨性凸起，在它和背部的正中线之间的中点就是上髎穴的位置，用手四指一放，就把四个穴位都找到了。

●**操作方法**　在腰骶部穴位上置8~10个罐。每次留罐10~15分钟，每周1~2次。

●**功效**　调节全身水液，疏通气血。

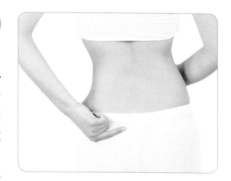

## 四味中药熏洗

●**材料**　虎杖、七叶一枝花各30克，当归、川芎各20克

●**操作方法**　将上药加清水适量，浸泡20分钟，煎沸，取药液与1500毫升开水共同加入盆中，待温度适宜时浸泡双脚，每日2次，每次40分钟，15天为1个疗程。

●**功效**　清热解毒，调经止痛。

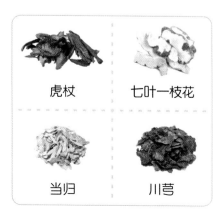

| 虎杖 | 七叶一枝花 |
|---|---|
| 当归 | 川芎 |

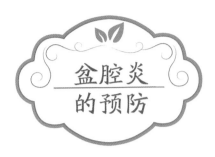

**盆腔炎的预防**

盆腔炎是女性的常见病，尤其是在女性抵抗力差时，炎症不断袭击女性生殖系统，很容易造成不孕和痛经。那么，如何才能拥有健康的盆腔呢？

##  注意自我检查

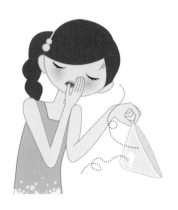

注意观察白带的量、质、色、味。白带量多、色黄质稠、有臭秽味者，说明病情较重，如白带由黄转白（或浅黄），量由多变少，味趋于正常（微酸味）说明病情有所好转。一旦被诊为急性或亚急性盆腔炎，一定要遵医嘱积极配合治疗。多卧床休息或取半卧位，以利分泌物的排出。

##  保持良好的精神状态

人在精神紧张、压抑、体质状况较差的情况下，容易患上各种疾病，盆腔炎也不例外。有些女性由于生活和工作的压力，抵抗力下降，患上了盆腔炎。所以女性保持良好的精神状态，学会增强自我心理调节能力很重要。

##  良好的阴部清洁习惯

杜绝各种感染途径，保持会阴部清洁、干燥。不可用肥皂或各种护理液、药水等洗外阴，以免影响阴部的自身防御机制。清洗时要专人专盆，以免造成交叉感染。忌去不清洁的水域游泳，忌去过凉的水中游泳。已经患病的患者，白带量较多，质黏稠，所以要勤换内裤，不穿紧身、化纤质地的内裤。

## 预防感染，合理用药

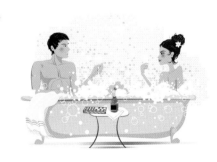

人流术后及取节育环等妇科手术后，阴道有流血时，一定要禁止性生活，禁止游泳、盆浴、洗桑拿，经期要勤换卫生巾。盆腔炎患者应遵医嘱规范合理用药，不宜自服抗生素或其他药物进行治疗，以免加重或延误病情，造成更严重的后果。

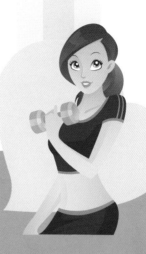

# Part 5

月经病了，每个月都难免受一次折磨

# 月经常见病症的
# 防治与食疗

　　月经又称月经周期，是生理上的循环周期。女性进入青春期后，卵巢逐渐成熟，并开始分泌女性激素，子宫内膜随之发生变化而产生月经。正常的女性月经，周期平均为28天，月经持续时间一般为3～5天，月经期的月经血量为30～120毫升，多数在50毫升左右。月经伴随着女性大半生，若出现问题，则可给女性带来很多麻烦与不适，与月经息息相关的疾病有很多。月经失调怎么办？闭经、痛经怎么办？恼人的经前期综合征要怎么应对？本章将逐一讲解。

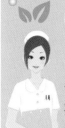

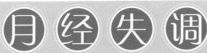

# 月经失调

月经失调是妇科最常见的疾病之一，月经的周期、行经量、颜色和质地的任何一方面发生改变，均可成为月经不调。月经不调是痛经、闭经、经前期综合征等伴随月经周期前后出现的多种病症的总称。除器质性病变外，月经失调的主要病因是功能失常，应找准病因，及时治疗。

## 症状

①痛经：月经期间合并下腹部严重疼痛，分原发性和继发性两种。

②经期提前：月经周期缩短，短于21天，而且连续出现2个周期以上。

③经期延迟：月经错后7天以上，并连续出现2个月经周期以上。

④经期延长：月经周期正常，但经期延长至7天以上，甚至2周方净。

⑤面色改变：月经失调的女性往往伴随唇色或面色的改变。面色发青，双颊及鼻间有青筋隐现，唇色暗，眼圈色暗，多见于心烦易怒的女性；面色灰暗，唇色发紫，多见于有体内有瘀血的女性；面色暗黄或者苍白浮肿，唇色淡，多见于脾虚、气虚的女性；爱出油，经常长小痘痘，多见于体内有湿热的女性；面色苍白，双颧潮红，唇色红，身体瘦弱，多见于气阴两虚的女性。

## 病因

①过度节食：过度节食会造成机体能量摄入不足，体内大量脂肪和蛋白质被耗用，导致雌激素生成障碍，影响月经来潮，导致经量减少或闭经。

②情绪异常：月经是卵巢分泌的激素刺激子宫内膜后形成的，卵巢分泌激素受脑下垂体和下丘脑释放的激素控制，所以无论是卵巢，还是脑下垂体、下丘脑的功能发生异常，都会影响到月经。

③过度劳累或寒冷刺激：经期劳累过度，消耗气血，导致气虚血失，易造成月经过多、经期延长，甚至崩漏。而女性经期如果不注意保暖，则会使盆腔内的血管过分收缩，引起月经过少甚至闭经。

④嗜烟酒：烟雾中的某些成分和酒精会干扰与月经有关的生理过程，引起月经不调。

## 危害

①影响容貌。月经失调的女性容易出现色斑、暗疮等症状，这是由于机体出现病变而产生的相关反应。

②据相关的研究统计表明，月经失调是导致女性不孕的直接缘由，也是导致近些年我国不孕发生率上升的重要原因。

# 猪肝炒花菜

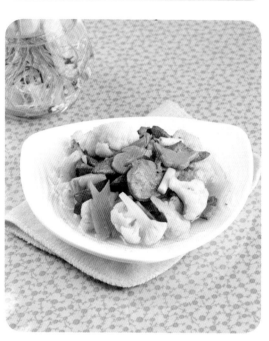

 **补血养血、清热解毒**

- **原料** 猪肝160克，花菜200克，胡萝卜片少许

- **调料** 盐3克，鸡粉2克，生抽3毫升，料酒6毫升，水淀粉、食用油、姜片、蒜末、葱段各适量

- **做法**

①将花菜洗净，切小朵，焯水；猪肝洗净切片，加调味料腌渍。

②用油起锅，放姜片、蒜末、葱段、胡萝卜片，爆香，倒入猪肝，炒松散，倒入花菜、料酒、炒香、炒透、转小火，加入盐、鸡粉、生抽，炒匀调味，淋入水淀粉，炒匀。

③关火后将炒好的食材盛入盘中即可。

# 红烧小土豆

 **缓急止痛、清热消肿**

- **原料** 小土豆400克

- **调料** 豆瓣酱10克，鸡粉2克，白糖3克，水淀粉4毫升，食用油适量，姜片、蒜末、葱花各少许

- **做法**

①将小土豆去皮，洗净；向热锅注油，烧至五成热，放入小土豆，炸至金黄色，捞出备用。

②锅底留油，放入姜片、蒜末，爆香，加入豆瓣酱，炒出香味，倒入清水，调匀，煮至沸，放入鸡粉、白糖，炒匀调味，倒入小土豆，炒匀，用小火焖2分钟，至食材入味，淋入水淀粉，快速炒匀。

③关火后将小土豆盛出，撒上葱花即可。

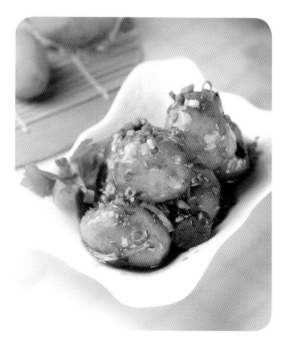

通经止痛、养血补虚

# 芹菜炒蛋

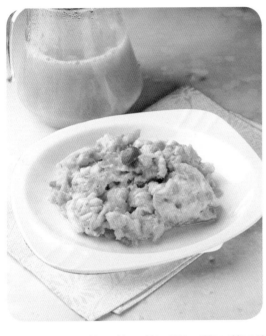

● **原料** 芹菜梗70克，鸡蛋120克

● **调料** 盐2克，水淀粉、食用油各适量

● **做法**

①将芹菜梗洗净切成丁；鸡蛋打入碗中，加入盐、水淀粉，打散调匀，制成蛋液，备用。

②用油起锅，倒入切好的芹菜梗，快速翻炒片刻，至其变软，加入适量盐，翻炒片刻，至芹菜梗入味，再倒入蛋液，用中火略炒片刻，至全部食材熟透。

③关火后盛出炒好的菜肴，装入盘中即可。

 补血养颜、通经止痛

# 奶香燕麦粥

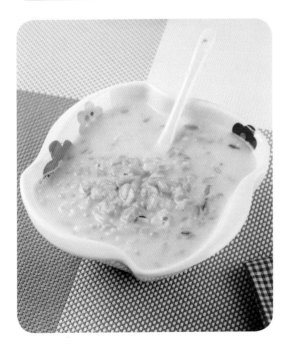

● **原料** 燕麦片75克，松仁20克，牛奶100克

● **做法**

①取一干净的汤锅，往汤锅中注入适量清水，用大火烧开。

②往汤锅中倒入燕麦片，再放入松仁，搅拌均匀，用小火煮约30分钟，直至燕麦、松仁熟烂，然后倒入牛奶，用勺子搅拌均匀，转用大火煮至沸腾。

③把煮好的粥盛出，装入碗中，稍晾凉即可食用。

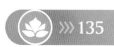
# 仙人掌山药瘦肉汤

 舒筋活络、凉血止痛

- ● **原料** 仙人掌150克，山药120克，猪瘦肉180克，枸杞12克

- ● **调料** 盐、鸡粉各3克，水淀粉4毫升，食用油适量

- ● **做法**

①将山药洗净，去皮切块；仙人掌洗净切块；猪瘦肉洗净，切片，放入调味料腌渍至其入味；枸杞洗净。

②向锅中注入清水烧开，放入山药，煮3分钟，至其断生，加入食用油、盐、鸡粉、枸杞，倒入瘦肉片，拌匀，加入仙人掌，搅拌片刻，煮至沸。

③关火后盛出煮好的汤料，再装入汤碗中即可。

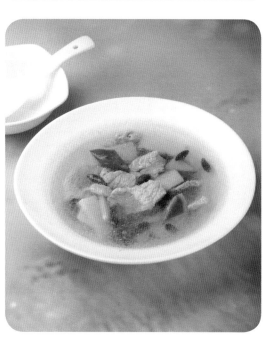

# 花生莲藕绿豆汤

 清热解毒、消肿止痛

- ● **原料** 莲藕150克，花生60克，绿豆70克

- ● **调料** 冰糖25克

- ● **做法**

①莲藕洗净去皮，切成薄片，备用；花生、绿豆分别用清水洗净，浸泡半小时。

②取一干净的砂锅，往砂锅中注入清水烧开，放入绿豆、花生，用小火煲煮约30分钟，倒入莲藕，用小火续煮15分钟至食材熟透，放入冰糖，拌煮至溶化。

③关火后盛出煮好的绿豆汤即可。

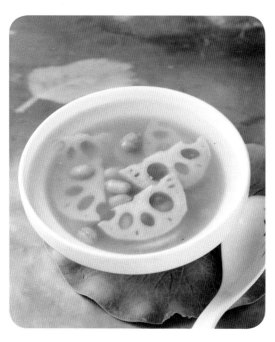

## 补血养血、清热解毒

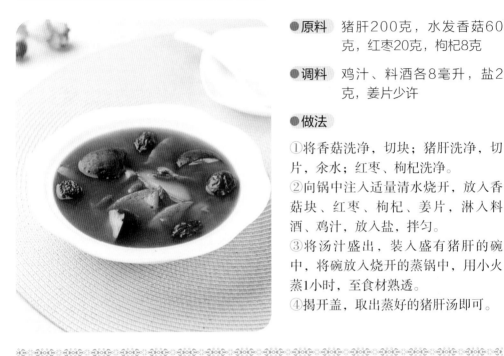

# 红枣猪肝冬菇汤

- **原料** 猪肝200克，水发香菇60克，红枣20克，枸杞8克

- **调料** 鸡汁、料酒各8毫升，盐2克，姜片少许

### ● 做法

①将香菇洗净，切块；猪肝洗净，切片，汆水；红枣、枸杞洗净。

②向锅中注入适量清水烧开，放入香菇块、红枣、枸杞、姜片，淋入料酒、鸡汁，放入盐，拌匀。

③将汤汁盛出，装入盛有猪肝的碗中，将碗放入烧开的蒸锅中，用小火蒸1小时，至食材熟透。

④揭开盖，取出蒸好的猪肝汤即可。

## 气血双补、调经止痛

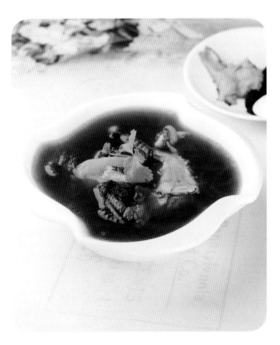

# 当归乌鸡墨鱼汤

- **原料** 乌鸡块350克，墨鱼片200克，鸡血藤、黄精各20克，当归15克

- **调料** 盐3克，鸡粉2克，料酒14毫升，胡椒粉适量，姜片、葱条各少许

### ● 做法

①将墨鱼片、乌鸡块洗净汆水，备用。

②向砂锅中注入清水烧开，放入鸡血藤、黄精、当归、姜片、葱条，倒入墨鱼片、乌鸡块、料酒，烧开后用小火煲煮约60分钟，至食材熟透，拣去葱条，加入盐、鸡粉、胡椒粉调味，用中火，搅拌片刻，至汤汁入味。

③关火后盛出煮好的墨鱼汤即可。

# 鲍鱼口蘑猪骨汤

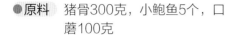 补血养血、清热排毒

- **原料** 猪骨300克，小鲍鱼5个，口蘑100克

- **调料** 料酒20毫升，醋8毫升，盐3克，鸡粉2克，葱花、姜片各少许

- **做法**

①将猪骨剁块，洗净；鲍鱼洗净；口蘑洗净，切片；向锅中注入清水，放入猪骨，拌匀，煮至沸，淋入料酒，汆去血水，将猪骨捞出，沥干水分，备用。
②向砂锅中注入清水，倒入猪骨、醋，大火烧开后用小火炖1小时，至食材熟软，倒入小鲍鱼、口蘑，拌匀，大火煮至口蘑熟透，加入盐、鸡粉调味，用中火煮至食材入味即可。

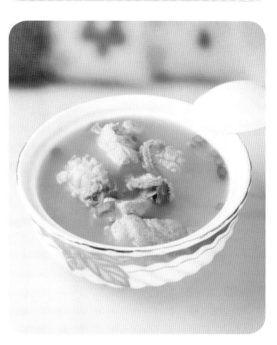

# 清炖羊肉汤

 补血益气、清热解毒

- **原料** 羊肉块350克，甘蔗段120克，白萝卜150克

- **调料** 料酒20毫升，盐3克，鸡粉、胡椒粉各2克，姜片20克

- **做法**

①将白萝卜洗净切段；羊肉块洗净，汆水；甘蔗段洗净。
②向砂锅中注入清水，烧开，倒入羊肉块、甘蔗段、姜片、料酒，烧开后用小火炖1小时，至食材熟软，倒入白萝卜，拌匀，用小火续煮至白萝卜软烂，加入盐、鸡粉、胡椒粉调味，用中火续煮片刻，拌匀，使食材入味。
③将煮好的羊肉汤盛入碗中即可。

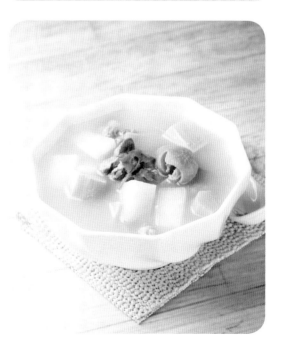

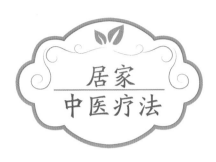

居家
中医疗法

西医认为月经失调与内分泌失调有关，同时也和外界的一些因素有关系，例如受冷受寒、精神受到刺激、饮食不注意等。中医认为月经与肝、脾、肾关系密切，肾气旺盛，肝脾调和，冲任脉盛，则月经按时而至。因此可以用中医的一些保健手法，起到预防和治疗月经失不调的目的。

## 按摩背部俞穴

●**取穴方法** 背部俞穴是位于背部的一系列穴位。包括脊椎旁开约5厘米，双侧对称的肺俞穴到膀胱俞穴，以及腰骶部的八髎穴。

●**按摩方法** 取坐位或立位，双手中指分别按于两侧背俞穴上，每个穴位用力揉按30～50次。八髎穴，取坐位，用掌揉法或擦法自上而下擦揉至尾骨两旁，约2分钟，使局部有酸胀感。

●**功效** 养血补血，调经理气。

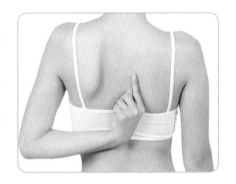

## 刮痧三阴交穴

●**材料** 刮痧板，按摩油适量

●**取穴方法** 三阴交穴位于小腿内侧，当足内踝尖上约10厘米，胫骨内侧缘后方；正坐屈膝成直角取穴。

●**操作方法** 在穴位上涂抹按摩油，略微按揉一下，用刮痧板在左右下肢的三阴交穴上，从上往下刮，以微微泛红为度。

●**功效** 养血补血，调经理气。

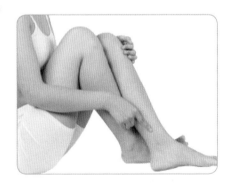

## 艾灸足三里穴

●**材料** 艾条1根，生姜1片

●**取穴方法** 足三里穴位于外膝眼向下量4横指，在腓骨与胫骨之间，由胫骨旁量1横指处。

●**操作方法** 艾条隔姜或温和灸，灸约5～10分钟，以局部皮肤灼热为度，每日或隔日灸。

●**功效** 补血益气，增强免疫力。

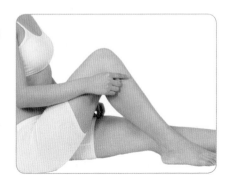

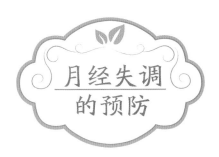

月经失调是女性疾病中最常见的一种。女性在月经期间抵抗力下降，如果疏于保养就会留下很多的后遗症，很容易给自身埋下健康隐患。那么为了预防月经失调的发生，在日常生活中要注意哪些方面呢？

##  防止受寒

注意经期防寒避湿、切勿冒雨涉水。夏季不宜长期吹空调，因为夏天天气较热，人的毛孔全部开放，很容易着凉受寒而患伤风感冒，并易发生经血少、月经不规则以致停经等月经紊乱的情况。

## 合理饮食，少吃冷饮

女性日常生活中要注意饮食平衡，特别要注意保证胆固醇类营养的摄入，多吃肉类、动物内脏等。月经失调者经期应尽量少食辛辣刺激性食物。经期也不要过多摄入冷饮，冷饮会刺激胃肠黏膜，使胃肠血管突然痉挛、消化液分泌减少，直接影响胃肠的消化吸收功能，甚至引起腹痛、腹泻等。女性在经期盆腔和阴部都明显充血，突然的寒冷刺激会反射性地引起子宫、盆腔内血管的痉挛收缩，从而引发痛经、停经等妇科疾患。

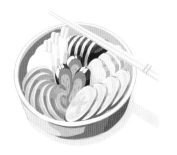

## 心情愉悦，适当休息

情绪的变化对女性的月经有很大的影响。心情抑郁、急躁易怒等负面情绪会使血行不畅，从而引发月经过多、痛经、闭经等疾病。女性在经期长时间从事体力劳动会耗伤肌体正气，或长时间从事压力较大的脑力工作，会导致阴血暗耗，气血亏虚，造成月经不调。但长时间安逸过度，也会使气血运行不畅，造成月经不调。

##  经期不宜同房

月经期间，宫颈口张开，机体免疫力降低，如果此时发生性行为，容易使外部细菌进入体内，引发阴道炎、宫颈糜烂等妇科疾病，从而导致月经不调的症状的出现。

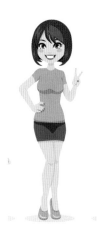

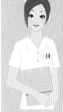

# 闭 经

闭经是妇科疾病中常见的症状，通常可分为原发性和继发性两种。女子年过16岁而月经尚未来潮者称为原发性闭经。凡以往有过正常月经，现停止月经在3个周期以上者称为继发性闭经。至于青春期前、妊娠期、哺乳期以及绝经期的闭经则属于正常生理现象。

**症状**

初潮前这一阶段未见月经来潮属于正常生理现象，有些女孩在初潮后尚有一年半载的月经数月来潮一次，且为无排卵月经也属正常；哺乳期闭经，常在断奶后2个月恢复月经；绝经过渡期可能数月出现一次子宫出血，绝经后生殖器官逐渐萎缩，子宫也缩小。

病理性闭经包括子宫性闭经及隐经、卵巢性闭经、垂体性闭经、中枢和下丘脑性闭经。表现为各种相应的病理性特征。

**病因**

①情志因素：情绪与月经来潮有着非常特殊的关系，由于精神刺激、过度紧张、悲伤忧虑等引起的继发性闭经比较多见。情绪变化可导致中枢神经系统功能受到抑制，使垂体促性腺激素分泌减少，而垂体促性腺激素有调节卵巢功能和维持月经的作用。

②体重急剧变化：中枢神经对体重急剧下降极为敏感，体重急剧变化可使激素分泌水平下降从而导致闭经。

③受子宫影响：如果子宫出现疾病或发育不良，或子宫内膜受到损伤，如子宫内膜炎症等原因，使子宫内膜不能周期性变化时，就会造成闭经。

④疾病所致：消耗性疾病如重度贫血、营养不良，或者卵巢癌等，都可能对月经产生影响，造成闭经。

⑤药物因素：如某些神经症、高血压等疾病的药物，长期服用可能会导致闭经。

**危害**

①年轻的已婚女性如果长期闭经，就可能导致不孕。

②精神因素闭经，可能导致部分女性患上忧郁症。

③长期闭经会引起生殖器萎缩，提前衰老，性生活失调，还有可能患上高血压、心脑血管疾病、子宫癌、卵巢癌等疾病。

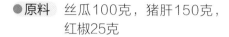

# 猪肝熘丝瓜

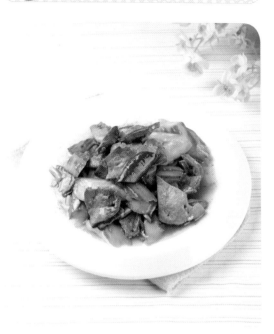

补血养血、消炎止痛

- **原料** 丝瓜100克，猪肝150克，红椒25克

- **调料** 盐3克，鸡粉2克，生抽3毫升，料酒6毫升，水淀粉、食用油各适量，姜片、蒜末、葱段各少许

- **做法**

①将丝瓜去皮，洗净，切块；红椒洗净，切片；猪肝洗净，切片，加调味料腌渍，氽水。

②用油起锅，放姜片、蒜末爆香，倒入猪肝片炒匀，放丝瓜、红椒、料酒、生抽、盐、鸡粉炒匀，注水略煮，倒入水淀粉勾芡，撒上葱段，大火翻炒片刻，至菜肴散发出葱香味。

③关火后将菜盛入盘中即可。

# 红花煮鸡蛋

通经止痛、滋阴益气

- **原料** 鸡蛋2个，红花7克，桃仁20克

- **调料** 盐2克，姜片25克

- **做法**

①将鸡蛋打入碗中，备用。

②向砂锅中注入清水烧开，倒入姜片、桃仁、红花，拌匀，用小火煮15分钟，至药材析出有效成分，倒入蛋液，用小火续煮5分钟，至食材熟透，加入盐，搅拌片刻。

③关火后把煮好的食材盛出，装入盘中即可。

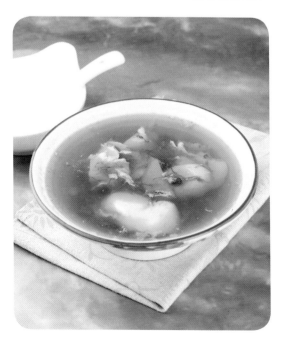

**养血益颜、清热解毒**

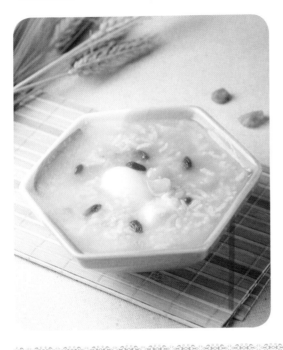

# 桂圆鸽子蛋

● **原料** 鸽子蛋8个，桂圆100克，枸杞15克，大米100克

● **调料** 盐2克

● **做法**

①鸡蛋打入碗中；鸽子蛋煮熟，剥壳，备用；桂圆、枸杞分别清洗干净；大米洗净，浸泡半小时。

②取一干净的砂锅，往砂锅中注入清水，倒入桂圆、鸽子蛋、枸杞、水发大米，搅拌均匀，用大火煮至食材熟透，加入适量盐，搅拌片刻，至食材入味。

③关火后把煮好的食材盛出，装入盘中即可。

**通经止痛、补血养颜**

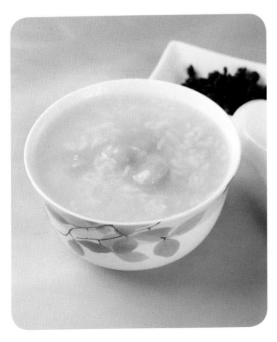

# 五味子桂圆粥

● **原料** 枸杞8克，菟丝子7克，车前子、五味子各5克，覆盆子8克，桂圆肉100克，大米100克

● **调料** 盐2克

● **做法**

①将大米、枸杞洗净；药材洗净；向砂锅中注入适量清水，烧开，放入备好的枸杞、菟丝子、车前子、五味子、覆盆子，拌匀，用小火煮20分钟至药材析出有效成分，拌匀，把煎煮的药渣过滤，备用。

②向砂锅内倒入备好的桂圆肉、大米，拌匀，用大火煮至食材熟透，加入盐，调味即可。

# 当归黄芪红花粥

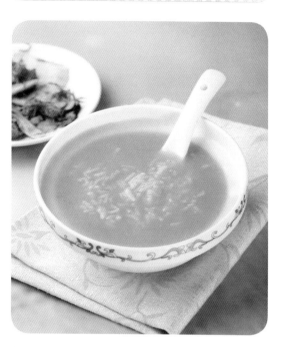

通经止痛、清热解毒

● **原料** 水发大米170克，黄芪、当归各15克，红花、川芎各5克

● **调料** 盐、鸡粉各2克，鸡汁少许

● **做法**

①将大米洗净；药材洗净；向砂锅中注入清水，烧开，放入黄芪、当归、红花、川芎，搅匀。

②倒入鸡汁，拌匀，用大火煮沸，转小火煮约20分钟，至药材析出有效成分，捞出药材及杂质，倒入大米，拌匀，烧开后用小火煮约30分钟，至米粒熟透，加入盐、鸡粉调味，转中火搅拌片刻，至粥入味。

③关火后盛出煮好的粥，装入碗中，稍微放凉即可食用。

# 白芍枸杞炖鸽子

调经止痛、止带消炎

● **原料** 鸽肉270克，白芍、枸杞各10克

● **调料** 料酒16毫升，盐、鸡粉各2克，姜片、葱花各少许

● **做法**

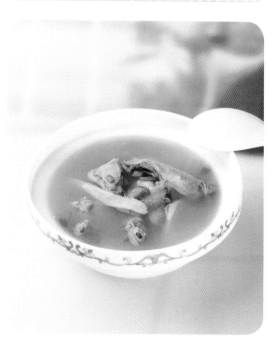

①将鸽肉洗净，剁块；白芍、枸杞洗净；向锅中注入清水，烧开，倒入鸽肉，加入料酒，拌匀，煮沸，氽去血水，把鸽肉捞出，沥干水分，备用。

②向砂锅注入清水烧开，倒入鸽子肉，放入白芍、枸杞、姜片、料酒，烧开后小火炖40分钟至熟，放盐、鸡粉，搅匀调味。

③关火，盛出煮好的汤料，装入汤碗中，撒上葱花即可。

益气补血、活血解毒

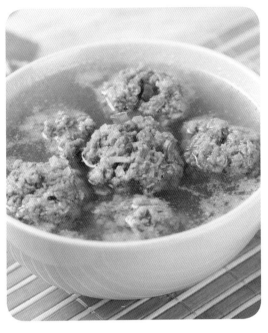

# 羊肉胡萝卜丸子汤

● **原料** 羊肉末150克，胡萝卜40克，洋葱20克

● **调料** 盐、鸡粉、生抽、胡椒粉、生粉、食用油各适量，姜末少许

● **做法**

①将胡萝卜洗净切粒；洋葱洗净切粒。

②取一个大碗，放羊肉末、盐、鸡粉、生抽、胡椒粉、姜末拌匀，再放洋葱粒、胡萝卜、生粉拌匀制成肉泥。

③向锅中注水烧开，加盐、鸡粉，把羊肉泥制成数个羊肉丸子，放入锅中，中火煮至熟透，撇去浮沫，盛出装碗即可。

滋阴养血、清热解毒

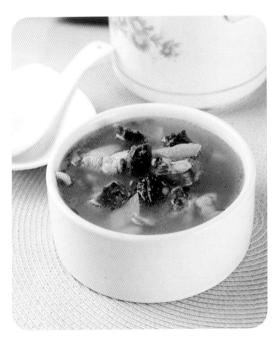

# 四味乌鸡汤

● **原料** 红枣3颗，乌鸡300克，当归、白芍、熟地黄各6克，川芎5克

● **调料** 盐3克，鸡粉2克，黄酒10毫升，鲜汤800毫升，姜片、葱段各少许

● **做法**

①将乌鸡洗净，斩块；当归、白芍、熟地黄、川芎分别洗净；红枣洗净。

②将鲜汤倒入锅中，置旺火上，放入乌鸡、红枣、备好的药材、姜片、葱段、黄酒，煮沸后转用小火，炖90分钟，至食材熟透后放入盐、鸡粉调味。

③关火后把煮熟的乌鸡汤盛出即可。

# 黄芪枸杞炖甲鱼

滋阴凉血、清热补血

● 原料　甲鱼肉600克，黄芪20克，枸杞8克

● 调料　盐、鸡粉各3克，胡椒粉少许，料酒20毫升，姜片、葱花各少许

● 做法

①将鸭肉洗净，切块；黄芪、枸杞洗净；向锅中注入清水，烧开，倒入甲鱼块、料酒，搅散，汆去血水，把甲鱼块捞出，沥干水分，备用。

②向砂锅中注入清水烧开，放入姜片、黄芪、枸杞、甲鱼块、料酒，拌匀，烧开后用小火炖1小时，至食材熟透，加入盐、鸡粉、胡椒粉调味，撒上葱花即可。

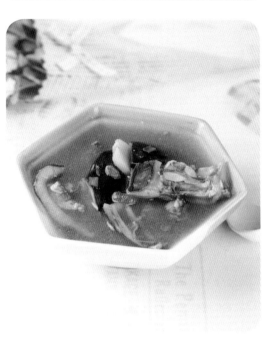

# 黄精党参炖仔鸡

补气养阴、清热补血

● 原料　仔鸡300克，黄精10克，党参10克，枸杞少许

● 调料　鸡粉3克，盐2克，料酒7毫升，姜片少许

● 做法

①仔鸡洗净切块；枸杞、药材均洗净；向锅中注入清水，烧开，放入料酒、鸡块，搅匀，煮1分钟，汆去血水，捞出鸡块，沥干水分，备用。

②向砂锅中注入清水，烧开，倒入鸡块、姜片、党参、枸杞、黄精，淋入料酒，用小火炖30分钟，至食材熟透，加入鸡粉、盐，搅匀调味。

③关火后盛出炖煮好的汤料，装入碗中即可。

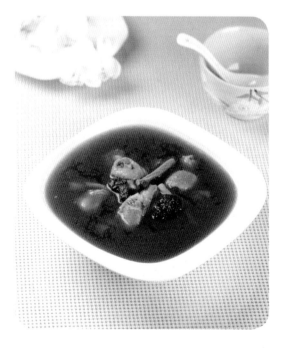

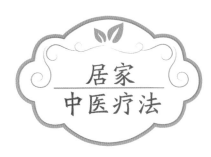

**居家 中医疗法**

日常生活中，除了采取西医常规的药物治疗之外，还可以在家进行一些简便易操作的中医治疗，如按摩、刮痧、艾灸等，这些传统的中医疗法也能在一定程度上帮助调理闭经等妇科疾病。

## 按摩子宫穴

● **取穴方法** 子宫穴位于下腹部当脐中下约13厘米，中极旁开约10厘米。

● **按摩方法** 患者取坐位或者仰卧位，双手拇指分别按于两侧子宫穴，先按顺时针方向按揉2分钟，再点按半分钟，以局部感到酸胀并向整个腹部发散为度。

● **功效** 对各种妇科疾病都有较好的疗效。

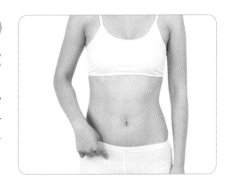

## 刮痧背部俞穴

● **取穴方法** 膈俞穴位于第7胸椎棘突下，旁开约5厘米。脾俞穴位于第11胸椎棘突下，旁开5厘米。肾俞穴在腰部，当第2腰椎棘突下，旁开约5厘米。次髎穴在骶部，当髂后上棘内下方，适对第二骶后孔处。

● **操作方法** 患者取坐位或者仰卧位，用面刮法由上而下分段刮拭背部两侧的膈俞、脾俞、肾俞、至次髎，重点刮拭次髎，力度适中，每日2次。

● **功效** 补益下焦，生血活血。

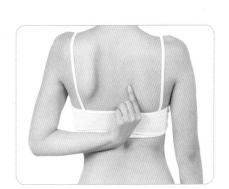

## 艾灸气海穴

● **取穴方法** 气海穴位于下腹部正中线脐下约5厘米处。

● **操作方法** 将艾条一端点燃，对准穴位，在距离2～3厘米处施灸，每穴5～7分钟，以局部红热温润为度，隔日1次，10次为1个疗程。

● **功效** 生发阳气，调经固经。

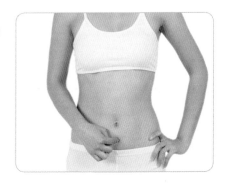

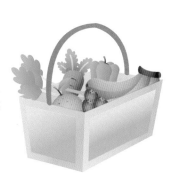

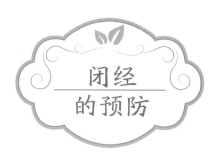

### 闭经的预防

"是药三分毒"，任何药品都会对身体产生一定的伤害，所以预防疾病尤为重要。闭经要怎样预防呢？做到以下几点非常关键。

## 注意饮食调节

注意蛋白质等营养物质的摄入，避免过分节食或减肥，造成营养不良而引发闭经。可多食肉类、禽蛋类、牛奶以及新鲜蔬菜，不食用刺激性或生冷食品，否则容易导致月经不调，内分泌出现紊乱，造成闭经。

## 注意经期及产褥期保健

注意经期及产褥期保健，切勿淋雨、受寒，或劳累过度。月经期间剧烈运动，容易导致子宫及其内膜受到损伤，甚至会出现功能失常而导致闭经。

## 保持规律的性生活

规律的性生活不易引发疾病，并且还能够间接地刺激退化的卵巢，以达到调节内分泌系统的功效，防止雌激素锐减，间接避免闭经。

## 避免久坐不动

办公室女性一定要避免久坐，因为久坐会直接影响盆腔生殖器官卵巢、子宫等的血液微循环，进而影响卵巢的正常功能，从而导致卵巢疾病的发生，严重时有可能造成闭经。

## 心情愉悦，注意休息

避免精神上的不良刺激，减轻工作压力带来的紧张，学会放松情绪，保持气血通畅，避免内分泌的失调。保证充足的睡眠时间，改善机体的血液循环，从而增强抗病能力。

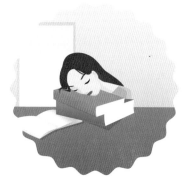

# 痛 经

痛经或称为经期疼痛，是妇科疾病最常见的症状之一。痛经是指女性在月经期前后或月经期发生周期性小腹疼痛或痛引腰骶，甚至剧痛昏厥的症状。其病因较多，反复性大，治疗起来非常棘手，常发生于月经初潮后不久的未婚、未孕的年轻妇女，可于婚后或分娩后自行消失。

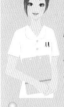

**症状**

出现于妇女经期或行经前后，大多开始于月经来潮或在阴道出血前数小时，周期性发生下腹部胀痛、冷痛、灼痛、刺痛、隐痛、坠痛、绞痛、痉挛性疼痛、撕裂性疼痛，疼痛延至骶腰背部，甚至涉及大腿及足部，历时几个小时。疼痛部位多在下腹部，重者可放射至骶腰部或股内前侧。大部分患者伴有全身症状，如乳房胀痛、肛门坠胀、胸闷烦躁、悲伤易怒、心惊失眠、头痛头晕、恶心呕吐、胃痛腹泻、倦怠乏力、面色苍白、四肢冰凉、冷汗淋漓、虚脱昏厥等。在剧烈腹痛发作后，转为中等度阵发性疼痛，约持续12～24小时。经血外流畅通后逐渐消失，亦偶有需卧床2～3天者。

**病因**

①遗传因素：女儿发生痛经与母亲痛经有一定的关系。

②子宫的异常因素：子宫颈管狭窄使血液外流受阻，引起痛经；子宫发育不良容易合并血液供应异常，造成子宫缺血、缺氧而引起痛经；若妇女子宫位置极度后屈或前屈，可影响经血通畅而致痛经。

③子宫的不正常收缩：子宫收缩持续时间较长，且往往不易完全放松，会引发因子宫过度收缩所致的痛经；痛经患者常有子宫不正常收缩，因此往往使子宫平滑肌缺血，导致子宫肌肉的痉挛性收缩，从而出现痛经。

④妇科病：如子宫内膜异位症、盆腔炎、子宫腺肌症、子宫肌瘤等。

⑤不好的生活习惯：如久坐、爱吃冷饮、经期剧烈运动、受风寒湿冷侵袭等，均易引发痛经。

**危害**

①导致不孕：临床调查表明，不孕患者约半数以上伴有轻重程度不同的痛经。

②容易诱发多种妇科疾病：痛经多由情志不调，肝气郁结，血液循环不畅等所致，如不予以及时治疗可诱发多种妇科疾病。

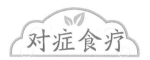

# 姜丝炒墨鱼须

 行气通经、止痛排毒

- **原料** 墨鱼须150克，红椒30克，生姜35克

- **调料** 豆瓣酱8克，盐、鸡粉各2克，料酒5毫升，水淀粉、食用油各适量，蒜末、葱段各少许

- **做法**

①将生姜洗净，切丝；红椒洗净，切丝；墨鱼须洗净，切段，氽水。

②用油起锅，放入蒜末、红椒丝、姜丝，爆香，倒入墨鱼须，快速翻炒至肉质卷起，淋入料酒，放豆瓣酱翻炒至散发出香辣味，加盐、鸡粉，炒匀调味，倒入水淀粉，翻炒片刻，至食材熟透，撒上葱段，炒出葱香味即可。

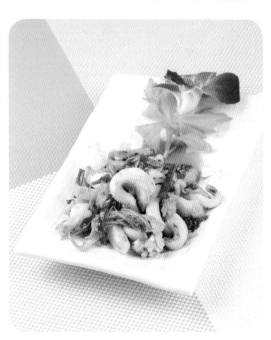

# 扁豆鸡丝

行气通经、滋阴补血

- **原料** 扁豆100克，鸡胸肉180克，红椒20克

- **调料** 料酒3毫升，盐、鸡粉、水淀粉、食用油各适量，姜片、蒜末、葱段各少许

- **做法**

①将扁豆、红椒、鸡胸肉分别洗净，切丝。

②鸡胸肉丝放调味料腌渍10分钟至入味；扁豆丝、红椒丝氽水。

③用油起锅，倒入葱、姜、蒜爆香，倒入鸡胸肉丝炒松散，淋入料酒，翻炒至鸡肉丝变色，倒入扁豆和红椒炒匀，放入盐、鸡粉调味，淋入水淀粉，勾芡即可。

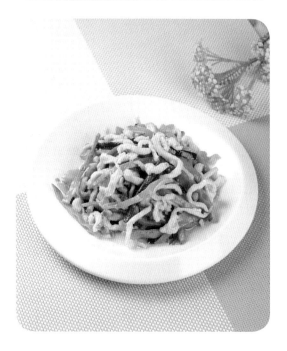

**通经止血、清热解毒**

# 杜仲桂枝粥

● **原料** 杜仲15克，桂皮15克，水发薏米80克，大米150克

● **做法**

①大米、薏米洗净，浸泡半小时；杜仲、桂皮洗净；取一干净的砂锅，往砂锅中注入适量清水，放入杜仲、桂皮，烧开后用小火煮15分钟，至药材析出有效成分。

②把杜仲和桂皮捞出，倒入大米、薏米，搅拌匀，烧开后用小火煮30分钟，至大米和薏米熟软，搅拌片刻，以防粘锅。

③关火后把煮好的粥盛出，装入碗中即可。

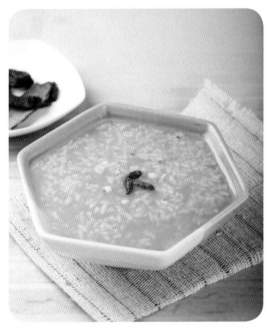

**清热解毒、益气补血**

# 羊肉山药粥

● **原料** 羊肉100克，山药50克，大米100克

● **调料** 盐、鸡粉各2克，料酒适量，葱少许

● **做法**

①将羊肉洗净，切片；山药去皮，洗净，切片；大米洗净。

②向锅中注入清水烧开，放入羊肉，料酒，煮沸，汆去血水，把羊肉捞出，沥干水分，备用。

③向砂锅中注水烧开，倒入大米搅散，加入羊肉，拌匀，煮至沸腾，倒入山药，用小火煮30分钟，至食材熟透，加盐、鸡粉调味，撒上葱花即可。

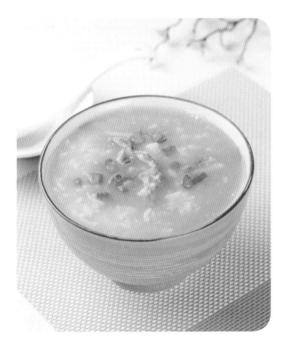

# 黑木耳山楂排骨粥

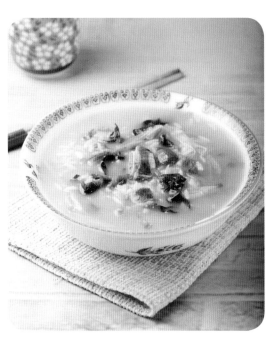

**补血活血、化瘀解毒**

- **原料** 水发黑木耳40克，排骨300克，山楂90克，水发大米150克，水发黄花菜80克

- **调料** 料酒8毫升，盐、鸡粉各2克，胡椒粉、葱花各少许

- **做法**

①将黑木耳洗净；山楂洗净，切块；排骨剁块，洗净；大米、黄花菜洗净。

②向砂锅中注入清水，烧开，倒入大米，搅散，加入排骨，拌匀，淋入料酒，搅拌片刻，煮至沸腾，倒入黑木耳、山楂、黄花菜，拌匀，用小火煮30分钟，至食材熟透，放入盐、鸡粉、胡椒粉调味。

③将粥盛入碗中，撒上葱花即可。

# 白萝卜炖鹌鹑

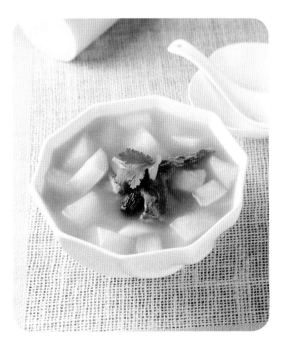

**清热解毒、滋阴益气**

- **原料** 白萝卜300克，鹌鹑肉200克，党参3克，红枣、枸杞各2克

- **调料** 盐、鸡粉各2克，料酒9毫升，胡椒粉适量，姜片少许

- **做法**

①白萝卜洗净，切块；鹌鹑肉洗净，切块，氽水；红枣、枸杞、党参洗净。

②向砂锅中注入适量清水，烧开，倒入鹌鹑肉、姜片、党参、枸杞、红枣、料酒，拌匀调味，用小火煲煮约30分钟，倒入白萝卜，拌匀，用小火续煮约15分钟至食材熟透，加入盐、鸡粉、胡椒粉，拌匀调味。

③关火后盛出煮好的汤料即可。

滋阴益气、通经止痛

# 无花果牛肉汤

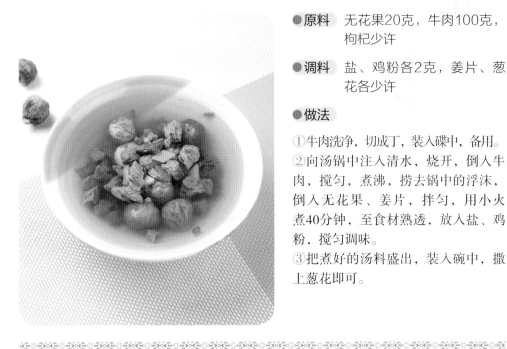

- **原料** 无花果20克，牛肉100克，枸杞少许

- **调料** 盐、鸡粉各2克，姜片、葱花各少许

- **做法**

①牛肉洗净，切成丁，装入碟中，备用。

②向汤锅中注入清水，烧开，倒入牛肉，搅匀，煮沸，捞去锅中的浮沫，倒入无花果、姜片，拌匀，用小火煮40分钟，至食材熟透，放入盐、鸡粉，搅匀调味。

③把煮好的汤料盛出，装入碗中，撒上葱花即可。

---

清热解毒、补血活血

# 天冬益母草老鸭汤

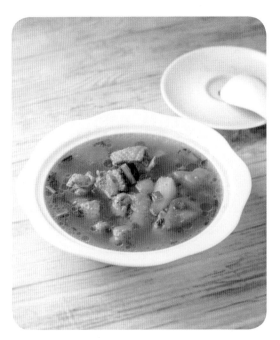

- **原料** 鸭肉块600克，天冬15克，益母草10克

- **调料** 料酒20毫升，盐、鸡粉各3克，胡椒粉少许，姜片45克，葱花少许

- **做法**

①将鸭肉、药材洗净；向锅中注入清水烧开，倒入鸭块，搅散，淋入料酒，汆去血水，捞出鸭块，沥干水分，备用。

②向砂锅中注入清水烧开，放入天冬、益母草、姜片、鸭块、料酒，烧开后用小火炖1小时，至食材熟透，加入鸡粉、盐、胡椒粉，拌匀，略煮片刻至入味。

③关火后盛出汤料，撒上葱花即可。

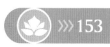
# 菟杞红枣炖鹌鹑

 消炎止痛、清热消肿

● 原料　鹌鹑肉300克，红枣20克，枸杞10克，菟丝子8克

● 调料　盐、鸡粉各2克，料酒6毫升，姜片少许

● 做法

①将鹌鹑肉洗净；红枣、枸杞、菟丝子洗净；向锅中注入清水，烧开，倒入鹌鹑肉，用大火煮约半分钟，余去血水，捞出，沥干水分，备用。

②向砂锅中注入清水，烧开，倒入鹌鹑肉，放入姜片、红枣、枸杞、菟丝子，淋入料酒提味，煮沸后用小火煲煮约60分钟，至食材熟透，加入盐、鸡粉调味，转中火续煮片刻，至汤汁入味。

③关火后将汤料盛入汤碗中即可。

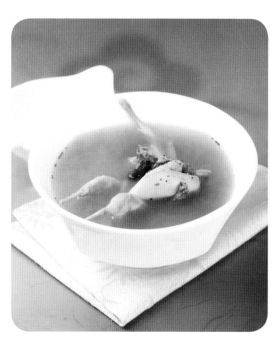

# 红枣荔枝桂圆糖水

 补血化瘀、通经止痛

● 原料　干荔枝100克，红枣30克，桂圆肉25克

● 调料　白糖20克

● 做法

①干荔枝剥壳，洗净；红枣、桂圆肉分别洗净。

②取一干净的砂锅，往砂锅中注入适量清水，用大火烧开，放入桂圆、红枣、荔枝，用小火煮30分钟，加入白糖，拌匀调味，煮至汤汁浓稠。

③关火后盛出煮好的食材，装入碗中即可食用。

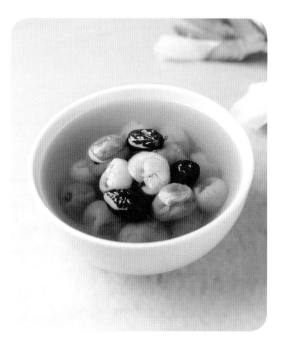

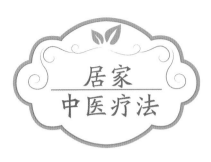

一般认为痛经是年轻女性常见的症状，长大后特别是婚后、生育过后，痛经自然会消失，可不必治疗。但是如果痛经的时间长达3天者应当予以治疗。原发性痛经的治疗，主要是对症治疗，以止痛、镇静为主。近年来常采用综合治疗，包括精神疏导，中药、中医理疗等达到治疗的目的。

## 走罐背部俞穴

- **材料** 火罐、酒精棉、打火机、止血钳、按摩油
- **取穴方法** 三焦俞位于腰部，在第1腰椎棘突下，旁开约5厘米。肾俞穴第二腰椎棘突旁开约5厘米处。次髎穴在骶部，当髂后上棘内下方，适对第二骶后孔处。
- **操作方法** 患者取坐位或者仰卧位，取适当大小的火罐，沿足太阳膀胱经的三焦俞至次髎穴来回走罐，直至皮肤出现红色瘀血为止。
- **功效** 对月经不调、痛经有较好的疗效。

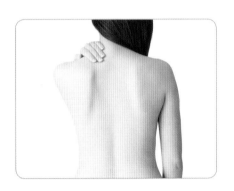

## 艾灸关元穴

- **取穴方法** 关元穴位于脐中下约10厘米，腹中线上；仰卧取穴。
- **操作方法** 用艾灸温和灸，以局部皮肤潮红为度，每日1次。
- **功效** 培元固本，补益下焦。

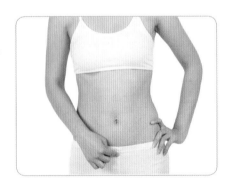

## 中药泡脚治疗痛经

- **材料** 丹参50克，艾叶30克，桃仁、小茴香各20克
- **操作方法** 将上药加清水煎煮30分钟，取汁，与2000毫升开水一起倒入盆中，先熏蒸，待温度适宜时泡洗双脚，每天1次，每次熏泡40分钟，于经前10天开始，2周为1疗程。
- **功效** 温经散寒，活血止痛。

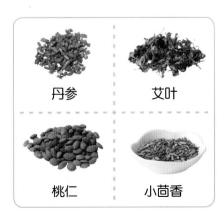

丹参　　　艾叶

桃仁　　　小茴香

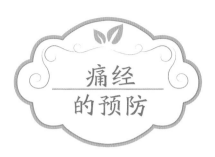

# 痛经的预防

日常生活中很多女性朋友都不注意经期的卫生，因此出现了各种问题，带来很多烦恼，甚至影响了工作和生活。其实，只要经期科学护理，注意饮食调节，是可以远离痛经困扰的。

## 掌握月经知识

月经的来临，是女性进入青春期的标志，然而有些女性由于对月经流血现象缺乏了解，产生了不必要的恐惧、紧张与害羞等心理。这些不良的情绪易造成气机紊乱、血行不畅而诱发痛经。因此消除对月经的错误认识是预防痛经的首要措施。

## 饮食调节

经前期及经期少吃生冷、辛辣食物，否则会加重痛经，可适当补充蛋白质，吃些鸡蛋，喝点粥。虽然健康的饮食无法消除痛经，但可以改善全身的健康状况。

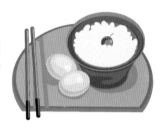

## 注意卫生，房事适度

经期要注意卫生，每晚用温水清洗会阴部，避免细菌引起炎症，导致痛经。房事过于频繁易使子宫过度收缩，子宫缺血缺氧而发生痛经。房事不洁导致盆腔器官感染也是导致痛经的重要因素。因此，平时要注意节制房事，注意性生活卫生。

## 加强锻炼，起居有序

久坐的办公室女性可每天扭动腰部，或用手按摩腹部来疏通经脉，使血脉保持通畅，从而减轻月经带来的不适。生活上要注意劳逸结合、保证充足的睡眠时间对防止痛经也是有帮助的。

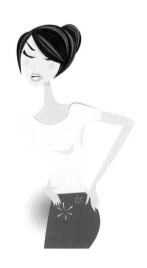

## 经期保暖，防止寒邪

女性在经期要特别注意腹部保暖，这对缓解痛经是有好处的。尤其是在经期要注意不要冒雨涉水、坐卧湿地等，以防止寒邪客于下焦，侵入胞宫而致小腹冷痛，痛经加重。

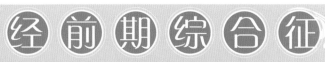

# 经前期综合征

很多女性都有这样的困扰：每当"姨妈"要来了，自己的情绪就开始波动，烦躁、多疑、易怒，有时甚至不能正常地工作、学习。白天也会感觉身体疲乏、乳房及胸胁胀痛、不思饮食，这些症状都表明患上了经前期综合征。经前期综合征，是指育龄女性在月经来潮前7～14天反复出现的一系列影响躯体、神经和行为等方面正常生活的症状。

**症状**

①乳房胀痛：经前期综合征患者常会在月经前感到乳房胀痛，尤其以乳房外侧边缘及乳头等部位比较明显，严重者疼痛可放射至腋窝及肩部。

②水肿：有些患者常会出现手足眼睑水肿，或体重增长的现象。如盆腔有炎症的患者，还会出现下腹坠胀、腰骶疼痛等症状。

③情绪波动大：情绪不稳定，急躁易怒。

④头痛：经前期头痛多为双侧，也可出现单侧，疼痛部位不固定。有时伴随视物不清、头晕、恶心等症状。

**病因**

①先天因素：遗传是导致经前期综合征的原因之一。

②内在因素：月经期间雌激素和孕激素平衡失调，激素的异常分泌直接可从人的情绪中反映出来。

③外界因素：工作、生活压力累积，一段时间内情绪非常压抑，都会对女性生理期造成影响，如不及时疏泄，就容易导致经前期综合征的发生。

**危害**

①情绪的变化和紧张，易导致排卵抑制和周期紊乱。

②易导致皮肤出现疱疹、红斑等，一般在月经结束后消失。

③部分患者会出现伴随月经周期的牙痛或者头痛，这是体内雌性激素失调引发的。

④乳房胀痛也是经前期综合征常见的症状。

# 枸杞拌菠菜

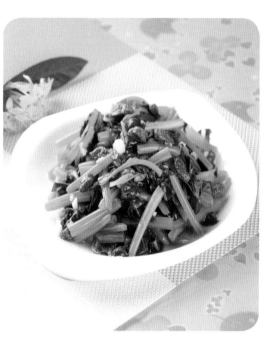

滋阴止痛、清热活血

- **原料** 菠菜230克，枸杞20克
- **调料** 盐、鸡粉各2克，蚝油10克，香油3毫升，食用油适量，蒜末少许

- **做法**

①将菠菜洗净，切成段，备用；枸杞洗净；向锅中注水，烧开，淋入食用油，焯煮片刻，捞出。

②把菠菜倒入沸水锅中，拌匀，煮1分钟至断生，捞出，沥干水分，倒入碗中，放入蒜末、枸杞，加入盐、鸡粉、蚝油、香油，用筷子搅拌至食材入味。

③盛出拌好的食材，装入盘中即可。

# 鸡丝炒百合

养心安神、舒缓情绪

- **原料** 鸡胸肉300克，鲜百合70克，青、红椒丝各少许
- **调料** 食用油、料酒、盐、味精、水淀粉、姜丝各适量

- **做法**

①将鸡胸肉洗净切成细丝，加调味料腌渍10分钟；鲜百合洗净。

②沸水锅中倒入鲜百合片煮约1分钟至熟，捞出；再将鸡肉丝倒入，汆烫片刻后捞出；油锅烧热，放入鸡肉丝，滑油片刻，捞出沥干油。

③锅留底油，倒入青、红椒丝及姜丝爆香，倒入鸡胸肉、百合，淋上料酒，加盐、味精翻炒至入味，加入水淀粉勾芡，即可食用。

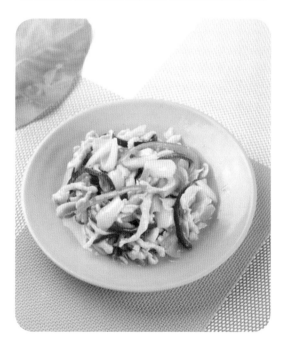

清热解毒、消炎止痛

# 苹果梨香蕉粥

● **原料** 苹果100克，梨50克，香蕉100克，大米150克

● **做法**

①苹果洗净去皮，切丁；梨洗净去皮，切丁；香蕉剥皮，切丁；大米洗净，用清水浸泡半小时。

②取一干净的砂锅，往砂锅中注入清水，倒入浸泡好的大米，搅拌匀，烧开用小火煮30分钟，至大米熟软，搅拌片刻，加入苹果、梨、香蕉，拌匀，续煮至食材熟透。

③关火后把煮好的粥盛出，装入碗中，稍晾凉即可食用。

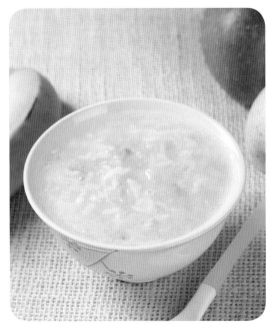

清热凉血、消炎止痛

# 槐花粥

● **原料** 水发大米170克，槐花10克

● **调料** 冰糖15克

● **做法**

①将大米、槐花洗净；取一干净的砂锅，往砂锅中注入清水，用大火烧开，倒入槐花，转用小火煮约10分钟，至散出香味。

②捞出槐花与杂质，再倒入水发大米，搅拌均匀，煮沸后用小火煲煮约30分钟，至米粒熟透，加入冰糖，搅拌均匀，转中火续煮片刻，至糖分溶于米粥中。

③关火后盛出煮好的槐花粥，装入汤碗中，待稍微冷却后即可食用。

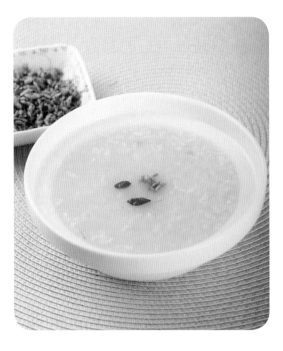

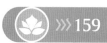

# 百合半夏薏米汤

 消肿止痛、通经活血

● **原料** 干百合10克，半夏8克，薏米100克

● **调料** 冰糖25克

● **做法**

①薏米洗净，用清水浸泡半小时；干百合、半夏分别洗净。

②取一干净的砂锅，往砂锅中注入适量清水，用大火烧开，倒入百合、半夏、薏米，拌匀，用小火煮30分钟，至材料熟透，倒入冰糖，煮至冰糖溶化，搅拌片刻，使汤味道均匀。

③关火后盛出煮好的汤料，装入碗中，稍晾凉即可食用。

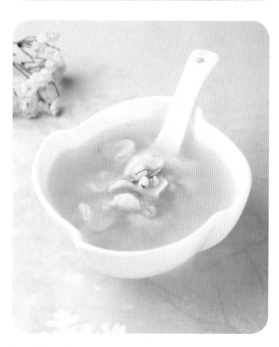

# 海带虾米排骨汤

 清热解毒、行气补血

● **原料** 排骨350克，海带100克，虾米30克

● **调料** 盐3克，鸡粉2克，料酒16毫升，胡椒粉适量，姜片、葱花各少许

● **做法**

①将海带洗净，切小块；排骨洗净，剁块，汆水。

②向砂锅中注入清水烧开，倒入排骨、姜片、虾米、料酒，烧开后用小火煮30分钟，至食材熟软，放入海带，拌匀，用小火续煮20分钟，至食材熟透，放入盐、鸡粉、胡椒粉，拌匀调味，撒上葱花即可。

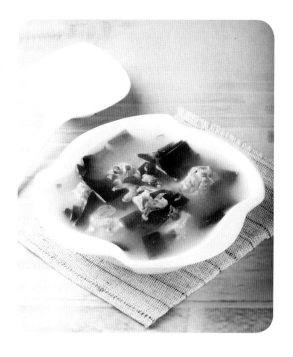

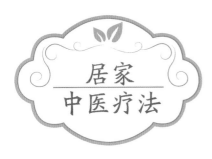

经前期综合征在中医里被称为"月经前后诸症"，如果配合中医的疗法在家自行进行穴位按摩，有助于改善经前期不适，以起到缓解和治疗的目的。

##  按摩双侧肋下

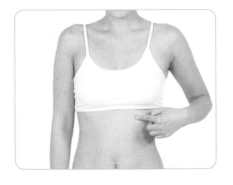

●**按摩方法** 双手掌向胸部，四指微张，相对应按压于胸骨两侧。配合呼吸节奏，吸气时指腹沿胸壁向两侧梳理，由上至下，顺序施行3～5次。

●**功效** 疏肝气，养肾阴，调经止痛。

##  按摩印堂穴、神庭穴

●**取穴方法** 印堂穴在面额部，在两眉头连线的中点；正坐，或仰靠，或仰卧取穴。 神庭穴位于人体的头部，当前发际正中直上约2厘米左右，感觉有个凹下去的地方。

●**按摩方法** 从印堂穴用力推至神庭穴5分钟，头痛剧烈时可反复操作。

●**功效** 调控神经系统，减缓经前期综合征造成的头痛。

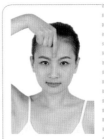
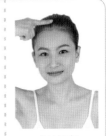

印堂穴　　　　神庭穴

##  按摩膻中穴、太冲穴

●**取穴方法** 膻中穴在人体前正中线，两乳头连线之中点。太冲穴位于足背侧，当第1跖骨间隙的后方凹陷处。

●**按摩方法** 用拇指取适当的力度，揉按膻中穴2分钟。用拇指尖部揉按太冲穴，不拘泥于时间，有时间即可操作。

●**功效** 膻中穴治疗胸部疼痛诸症有明显疗效；太冲清泻肝火。两者合而为用对于治疗经前乳房胀痛有明显的疗效。

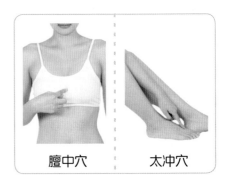

膻中穴　　　　太冲穴

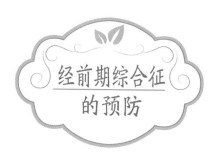

经前期综合征严重困扰着女性的工作和生活。面对经前期综合征，女性朋友首先要保持良好的心态，并注意以下几点。

## 平衡膳食

少吃甜食、动物性脂肪，少喝酒，多吃纤维类食物，多喝水，多吃新鲜水果。动物性脂肪会提升雌激素含量，而膳食纤维可帮助清除过量的雌激素。月经前可多吃一些豆类食物，为身体补充异黄酮、钙、镁等营养素，缓解经前的不适感。同时要注意经期尽量不喝咖啡，以免精神过度兴奋造成神经调节障碍，引发痛经。

## 加强体育运动

保持每天适当的运动，例如快走，不仅不易感到疲劳，而且还可以活血通络，有助于防止疾病的发生。办公室女性可以采用爬楼梯的方式，每周坚持2～3次，适应后可逐渐增加运动量。同时可以坚持每天仰卧起坐，促进腹部的血液循环，并起到按摩子宫的作用，减少妇科疾病的发生。

## 调节情绪

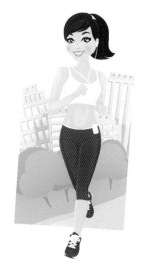

良好的情绪是预防经前期综合征的关键。女性朋友要学会调节情绪，保持健康良好的心态，有不良情绪存在时学会自我调节或者找到适当的发泄途径。比如做深呼吸、练瑜伽，多与朋友交流等，疏缓紧张等不适感。

## 规律作息

长期生物钟紊乱容易造成内分泌紊乱，久而久之就会导致疾病的发生。晚起使大脑皮层抑制时间过长，天长日久，可引起一定程度的大脑功能障碍，导致理解力和记忆力减退，还会使免疫功能下降，扰乱肌体的生物节律，使人产生惰性，同时对肌肉、关节和泌尿系统也不利。因此要有规律的作息时间，以增强体质。

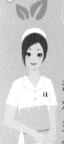

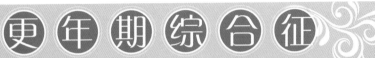

# 更年期综合征

更年期综合征又称为绝经期综合征，指女性绝经前后出现性激素波动或减少所致的一系列以自主神经系统功能紊乱为主，伴有神经心理症状的一组症候群，如月经变化、面色潮红、心悸、失眠、乏力、抑郁、多虑、情绪不稳定、易激动、注意力难于集中等。更年期和绝经后妇女的健康保健和疾病防治是女性自己乃至整个家庭所面临的重要任务。

## 症状

①月经不调：月经周期不规律，缩短、延长，血量有时增多，有时减少，或淋漓不尽。

②神经功能紊乱：精神不稳定，易怒，记忆力减退，思维力和集中力减退。常感疲倦，精力不集中，或精神过敏，有恐怖感、孤独感，感情易激动，无端自觉委曲，心烦意乱，多疑，抑郁，易纠缠琐事，失眠，眩晕，耳鸣，眼花，感觉迟钝等。

③泌尿生殖系统症状：尿频、尿急、尿路感染发生率增高，夜尿次数增多等。同时会出现阴道干涩、性交疼痛、性欲减退、外阴瘙痒、阴道炎等。

④其他：骨质疏松，表现为腰背和关节酸痛，并容易发生骨折。

## 病因

①生理变化：卵巢功能衰退，分泌雌激素和排卵逐渐减少并失去周期性，直至停止排卵；垂体分泌促卵泡激素和促黄体素过多。雌激素的靶器官如阴道、子宫、乳房、尿道等的结构和功能改变。这些生理的改变会导致心理上的不适反应，如情绪不稳定、记忆力下降、多疑、多虑和抑郁等。

②社会因素：围绝经期妇女面临一些社会问题如职业困难、离婚、父母疾病或死亡、孩子长大离开身旁等，这一切都给她们带来精神压力，在一定程度上干扰了围绝经期妇女的生活、工作及其与他人的关系。她们常觉得自己变老了，不喜欢参加公共活动，对家人容易发脾气。出现这些情况，如果得不到社会和家人的理解，很容易导致家庭矛盾，甚至危及妇女的健康。

## 危害

①易发肿瘤：更年期常见肿瘤有子宫肌瘤、子宫颈癌等。

②月经失调：绝经前月经周期开始紊乱，性器官和第二性征由于雌激素的减少而逐渐萎缩。

③精神、神经系统症状：如抑郁、易激动、失眠等。

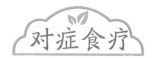

# 白芍鸭肉烧冬瓜

 清热解毒、通经止血

- **原料** 冬瓜300克，鸭肉400克，白芍8克

- **调料** 料酒18毫升，生抽5毫升，蚝油8克，盐、鸡粉各2克，水淀粉5毫升，食用油适量，姜片、葱花各少许

- **做法**

①将冬瓜去皮，切块；鸭肉洗净，剁块；白芍洗净；向锅中注水，烧开，放白芍，小火煮15分钟至药性析出，把药汁盛出备用；鸭块入沸水中氽水。
②用油起锅，放入姜片，爆香，倒入鸭块略炒，淋入料酒，放生抽、蚝油、水、药汁、冬瓜，拌匀，烧开后小火焖15分钟至熟，大火收汁，放盐、鸡粉调味，淋水淀粉勾芡，撒上葱花即可。

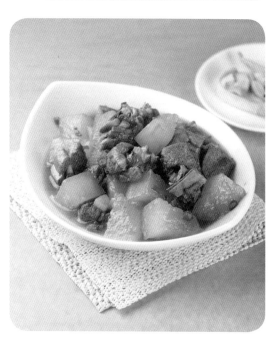

# 木瓜银耳炖鹌鹑蛋

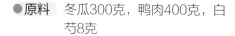 清热解毒、通乳行经

- **原料** 木瓜200克，水发银耳100克，熟去壳鹌鹑蛋90克，红枣20克，枸杞10克

- **调料** 白糖40克

- **做法**

①将木瓜去皮，洗净切小块；银耳洗净切小块；红枣、枸杞洗净。
②向砂锅中注入清水烧开，放入红枣、木瓜、银耳，搅匀，用小火炖20分钟，至食材熟软，放入鹌鹑蛋、冰糖，煮5分钟，至冰糖溶化，加入枸杞，再略煮片刻，继续搅拌，使其更入味。
③关火后盛出煮好的食材，装入碗中即可。

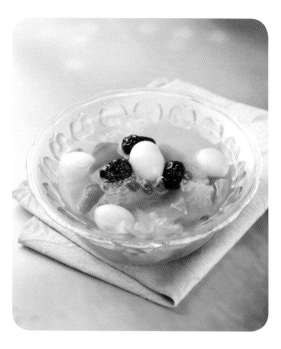

## 清热消炎、宁心安神

# 芦笋炒百合

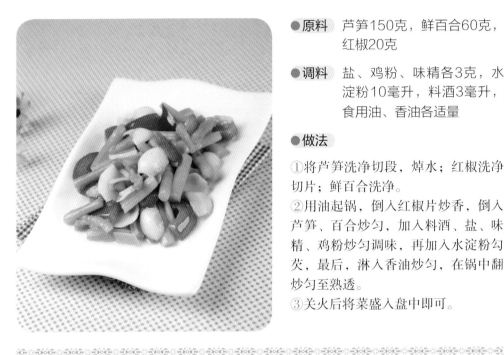

● **原料** 芦笋150克，鲜百合60克，红椒20克

● **调料** 盐、鸡粉、味精各3克，水淀粉10毫升，料酒3毫升，食用油、香油各适量

● **做法**

①将芦笋洗净切段，焯水；红椒洗净切片；鲜百合洗净。

②用油起锅，倒入红椒片炒香，倒入芦笋、百合炒匀，加入料酒、盐、味精、鸡粉炒匀调味，再加入水淀粉勾芡，最后，淋入香油炒匀，在锅中翻炒匀至熟透。

③关火后将菜盛入盘中即可。

## 补血化瘀、清热消肿

# 黑木耳炒山药

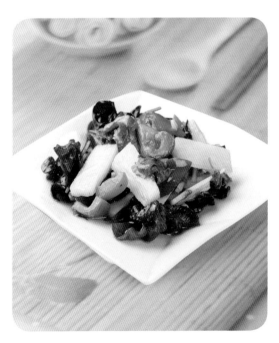

● **原料** 山药180克，水发木耳40克，香菜40克，彩椒50克

● **调料** 盐3克，鸡粉2克，料酒10毫升，蚝油10克，水淀粉5毫升，食用油适量，姜片、蒜末各少许

● **做法**

①将洗净的木耳、山药、彩椒分别切块，焯水；香菜洗净切段。

②用油起锅，放入姜片、蒜末，翻炒出香味，倒入食材，炒匀，淋入料酒，炒匀提鲜，加入盐、鸡粉、蚝油，炒匀，倒入水淀粉，快速炒匀，放入香菜，炒至断生。

③盛出炒好的食材，装入盘中即可。

# 口蘑焖豆腐

 清热解毒、理气排毒

- **原料** 口蘑60克，豆腐200克
- **调料** 盐3克，鸡粉2克，料酒3毫升，生抽2毫升，水淀粉、老抽、食用油各适量，蒜末、葱花各少许

**做法**

①将口蘑洗净切片；豆腐洗净切小方块。

②向锅中注水烧开，放盐，倒入口蘑煮1分钟至其断生，捞出；豆腐倒入沸水锅中煮1分钟，捞出备用。

③用油起锅，放蒜末爆香，倒入口蘑炒匀，注水，倒豆腐块、生抽、盐、鸡粉、老抽拌匀，焖2分钟，用大火收汁，倒入水淀粉，快速炒匀。

④将菜盛入盘中，撒入葱花即可。

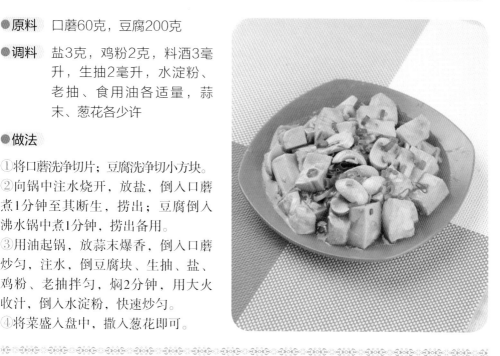

# 甲鱼滋阴汤

 滋阴清热、散结消肿

- **原料** 甲鱼块300克，生地20克，百部10克，知母10克，地骨皮10克
- **调料** 料酒适量，盐3克，鸡粉2克，葱段、姜片各少许

**做法**

①向锅中注入清水烧开，放入洗净的甲鱼块，淋入料酒，汆去血水，捞出，备用。

②向砂锅中注入清水，烧开，倒入药材和姜片，放入甲鱼块，淋入料酒，搅拌均匀，用中火炖约1小时至食材熟透，加盐、鸡粉，拌匀调味。

③关火后盛出煮好的汤料，装入碗中，撒上葱段即可。

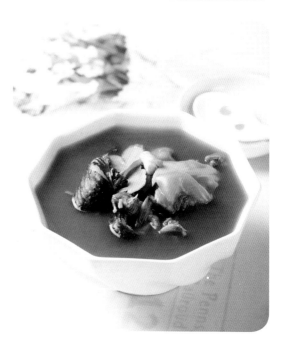

**清热解毒、利尿化湿**

# 彩椒炒绿豆芽

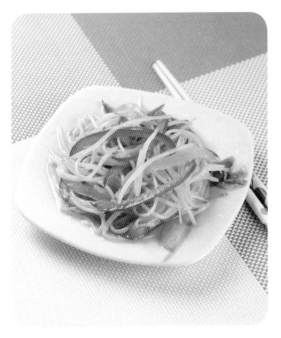

● **原料** 彩椒70克，绿豆芽65克

● **调料** 盐、鸡粉各少许，水淀粉2毫升，食用油适量

● **做法**

①彩椒洗净，切成细丝；绿豆芽洗净，备用。

②取一干净的锅，往锅中倒入适量食用油烧热，放入彩椒、绿豆芽，翻炒至食材熟软，加入适量盐、鸡粉，炒匀调味，倒入水淀粉，快速炒匀至食材完全入味。

③关火后，将炒好的菜盛出，装入盘中即可。

**滋阴排毒、通乳行经**

# 百部杏仁炖木瓜

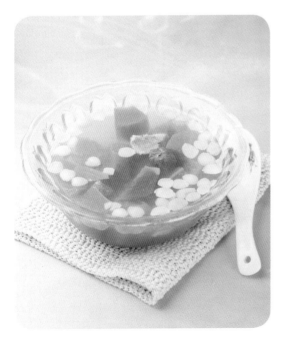

● **原料** 木瓜200克，杏仁20克，百部5克，陈皮3克

● **调料** 冰糖20克

● **做法**

①将木瓜去皮，洗净，切成小瓣，再切成小块，备用。

②向砂锅中注水烧开，倒入洗好的杏仁、百部、陈皮。放入切好的木瓜块。

③小火煮20分钟至食材熟软，放冰糖搅匀略煮即可。

# 桂圆舒眠粥

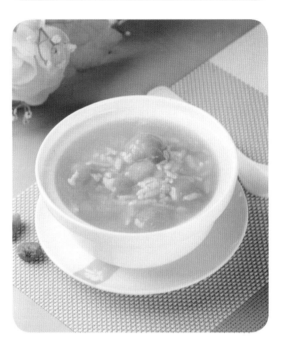

补血养颜、滋阴安神

● **原料** 大米100克，桂圆肉80克

● **调料** 冰糖20克

● **做法**

①把备好的大米洗净，用水浸泡半小时，备用；桂圆肉放入清水中，洗净，去除杂质。

②取一干净的砂锅，往砂锅内注入适量清水，放入浸泡好的大米，大火煮开后，转小火煲至黏稠，放入桂圆肉和冰糖，续煮片刻，至冰糖完全溶化于粥中。

③关火后盛出煮好的粥，装入碗中，稍微放凉即可食用。

# 鸡肉包菜米粥

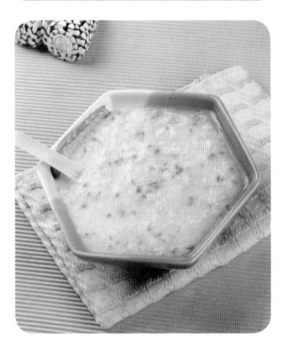

滋阴止痛、消炎消肿

● **原料** 鸡胸肉40克，包菜35克，胡萝卜40克，豌豆20克，米饭120克

● **调料** 盐2克

● **做法**

①将豌豆洗净，焯水；包菜洗净，切碎；胡萝卜洗净，切成粒；豌豆切碎；鸡胸肉洗净，剁成末。

②向汤锅中注入清水烧开，倒入米饭，搅散，调成中火，煮20分钟至其软烂，倒入鸡肉，拌煮片刻，将豌豆、胡萝卜、包菜倒入锅中，拌匀，煮至沸腾，加入盐，搅拌片刻至粥入味。

③关火后把煮好的粥盛出，装入汤碗中即可。

**清热解毒、滋阴养颜**

# 杏仁百合白萝卜汤

● **原料** 杏仁15克，干百合20克，白萝卜200克

● **调料** 盐3克，鸡粉2克

● **做法**

①将白萝卜洗净，去皮，切成丁；杏仁、干百合分别洗净。

②取一干净的砂锅，往砂锅中注入适量清水，用大火烧开，放入百合、杏仁、白萝卜丁，搅拌均匀，用小火煮20分钟至其熟软，放入盐、鸡粉，拌匀调味。

③关火后盛出煮好的萝卜汤，装入碗中即可。

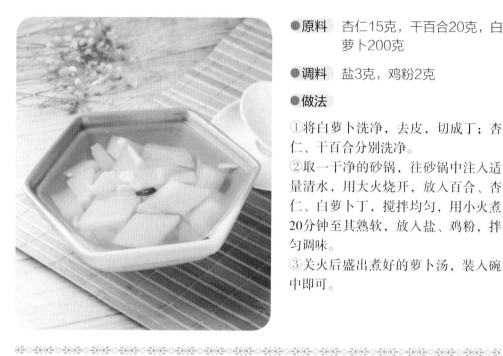

**宁心安神、滋阴养颜**

# 瘦肉莲子汤

● **原料** 猪瘦肉250克，党参10克，莲子50克，胡萝卜50克

● **调料** 盐3克，鸡粉2克，料酒20毫升，食用油适量

● **做法**

①将胡萝卜洗净，切块；猪瘦肉洗净切片，放入碗中，加入油、盐、鸡粉、料酒，腌制10分钟，备用；党参、莲子洗净。

②向炖锅内注入清水，放入腌好的猪瘦肉、莲子、党参，大火煮30分钟至食材熟软，再放入胡萝卜，拌匀，续煮20分钟至食材熟透。

③关火后盛出煮好的汤料，装入碗中即可。

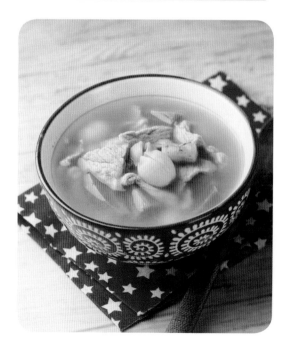

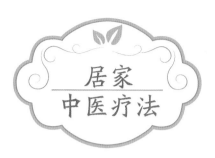

居家
中医疗法

更年期综合征在中医学亦称"经绝前后诸证"。更年期综合征的症状与多种内科疾病相似，所以一旦发生，应该主动就医排除相关疾病的可能，然后进行更年期的保健。下面就介绍一些更年期的家庭保健方法。

##  按摩神阙穴、中脘穴

●**取穴方法** 神阙位于脐正中。中脘穴位于上腹部，前正中线上，当脐中上13厘米处。

●**按摩方法** 患者仰卧，施术者站其旁，双手着力，揉按腹部神阙穴，用手掌由上腹向下腹反复推揉3~5遍，再用中指点揉中脘穴1~2分钟。

●**功效** 温补元阳，健运脾胃。

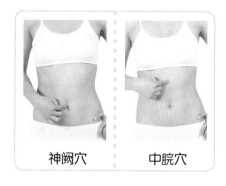

神阙穴　　　　中脘穴

## 按摩背部膀胱经俞穴

●**取穴方法** 取背部，脊柱两侧旁开5厘米，膀胱经各俞穴。

●**按摩方法** 施术者用手掌着力，用双拇指着力点揉脊柱两侧夹脊穴及膀胱经的五脏六腑俞穴，反复3~5遍。每日1次，每10日为1疗程。

●**功效** 增强机体抵抗力，缓解妇科诸症。

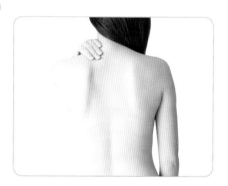

## 艾灸命门穴

●**取穴方法** 命门位于腰部，当后正中线上，第二腰椎棘突下凹陷中。

●**按摩方法** 将艾条一端点燃后在背部命门穴施灸。施术者将左手食、中指分置于穴位两侧，右手持艾条离穴位2~3厘米处固定不动，距离以穴区感温热而不烫为宜，直灸至患者感热量透入肌内，如能向四处扩散更佳，以穴区皮肤出现微红色为度。每次灸5分钟左右，每日或隔日1次。

●**功效** 补肾壮阳，温补阳气。

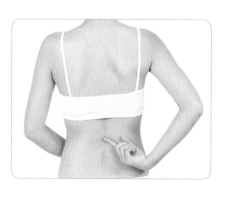

# 更年期综合征的预防

更年期的各种症状复杂，治疗起来也非常棘手。如何安全地度过更年期、缩短更年期就变得格外重要。现在用于治疗女性更年期的药物很多，但长期服用药物容易产生副作用。因此，更年期女性还应更加注重改变生活习惯和饮食习惯来预防更年期综合征。

##  合理饮食

女性在绝经期前后，极易出现缺钙性骨质疏松和其他营养缺乏病，因此要格外注意在饮食方面的营养均衡。一方面，更年期女性要多吃富含蛋白质和钙的食物，另一方面，要少吃或不吃含动物性脂肪和胆固醇较高的食物。

## 适当的体育运动

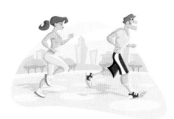

适当的体育运动可以增强体质，改善精神状态，有效地缓解精神压力，使压抑的情绪得以释放，这是缩短更年期、减轻各种不适症状的有效措施。

## 正确认识更年期

对于更年期要有充分的思想准备，不要恐慌，及时发现更年期的"信号"，并采取必要的应对措施。在发生严重的躯体不适症状时，一定要及时就医。

## 月经期间注意补铁

由于女性更年期月经变化很大，有些女性月经频繁、经血量增多、出血时间延长，甚至出现"血崩"样的出血，这可能引起女性贫血。因此，在大量流失血液的情况下，在膳食中就要选择含铁量较高且富含蛋白质和维生素的食物。

##  营造和谐的家庭生活

对于更年期女性来说，家人的帮助是非常重要的。家人给予的鼓励、安慰和理解对于更年期女性预防及缓解更年期症状有着重要的作用。

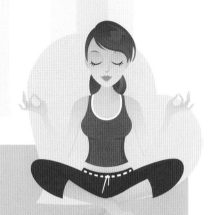

# Part 6

## 怀孕不顺利，女人生命中不能承受之重

# 常见怀孕病症的
# 防治与食疗

怀孕也称妊娠，是母体承受胎儿在其体内发育成长的过程。卵子与精子结合成为受精卵为妊娠的开始，胎儿及其附属物即胎盘、胎膜自母体内排出是妊娠的终止。在怀孕的过程中，女性的生理、心理都会发生巨大的变化。怀孕是每个女人都要经历的过程，如果因为其他原因导致了流产、不孕，或者宫外孕等，会给女性自身及其家庭带来很大的痛苦。怎样才能避免这种情况的发生呢？本章就来解答这个疑问。

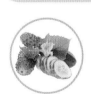  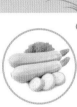 

# 自然流产

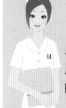

妊娠不足28周、胎儿体重不足1000克而终止妊娠者，称为自然流产。在所有临床统计的妊娠中，自然流产的发生率约为15%。发生在12周以前的流产定义为早期自然流产，妊娠12周至不足28周的流产定义为晚期流产。

## 症状

①难免流产：阴道流血量增多，腹痛加剧，子宫颈口开大2～3厘米，胎膜早破，胎儿、胎盘等组织堵住子宫口，流产在所难免了。

②完全流产：胎儿及胎盘等组织从子宫腔里完全排出到体外，大多发生在妊娠4～6个月。表现为阴道出血明显减少，腹痛好转或消失。

③过期流产：发生流产超过2个月以上，但胎儿及其附属物未排出体外，随后阴道常有小量出血，妊娠反应消失。妇科检查宫颈口未开，子宫较停经周数小，质地不软。未闻及胎心音。

## 病因

①母体内分泌失调：受精卵在孕激素作用下，才能在子宫壁上着床，生长发育成胎儿。当体内孕激素分泌不足时，使子宫蜕膜发育不良，从而影响受精卵的发育，容易引起流产。

②胚胎发育不全：孕卵异常是早期流产的主要原因，在妊娠前两个月的流产中，约80%是由于精子和卵子有某种缺陷，以致使胚胎发育到一定程度而终止，因此，这种流产的排出物中，见不到原始的胚胎组织。

③生殖器官疾病：子宫畸形、盆腔肿瘤等均可影响胎儿的生长发育而导致流产。子宫内口松弛或宫颈深度裂伤都可引起胎膜早破而发生晚期流产。

④情绪急骤变化：孕妇的情绪受到重大刺激，过度悲伤、惊吓、恐惧以及情绪过分激动，可引起孕妇体内环境失调，促使子宫收缩引起流产。

## 危害

①感染：感染还会生成腹膜炎、败血症。

②大失血：有时候难免流产或完全流产可导致严重大失血。

③急性肾衰竭：流产后可因为急性大量失血及严重感染发生休克而引发急性肾衰竭。

# 葱爆海参

滋阴润燥、补血调经

- **原料** 海参300克，葱段50克
- **调料** 盐、鸡粉各3克，白糖2克，蚝油5克，料酒4毫升，生抽6毫升，水淀粉、食用油各适量，姜片40克，高汤200毫升

● **做法**

① 将海参洗净切条，汆水。

② 用油起锅，放入姜片、部分葱段，爆香，倒入海参、料酒，炒匀，倒入高汤、蚝油、生抽、盐、鸡粉、白糖，炒匀调味，转大火收汁，撒上葱段，倒入水淀粉，翻炒片刻，至汤汁收浓。

③ 关火后将炒好的海参盛入盘中即可。

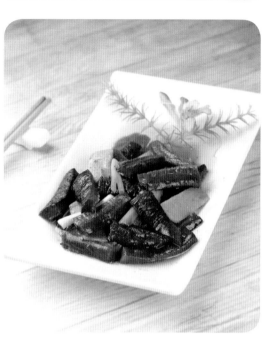

# 茯苓白术粥

滋阴润燥、补血养生

- **原料** 大米150克，白术10克，茯苓10克，枸杞10克

● **做法**

① 将大米洗净，浸泡半小时；白术、茯苓、枸杞分别洗净；取一干净的砂锅，往砂锅中注入清水烧开，放入白术、茯苓，煮沸后用小火煮约15分钟，至药材析出有效成分。

② 捞出药材及其杂质，倒入大米、枸杞，拌匀，用大火烧开后转小火续煮约30分钟，至米粒熟透，用中火拌煮片刻。

③ 关火后盛出煮好的米粥，装入汤碗中，待稍微冷却后即可食用。

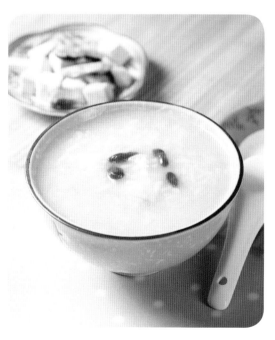

滋阴补血、益气消炎

# 黄芪猴头菇鸡汤

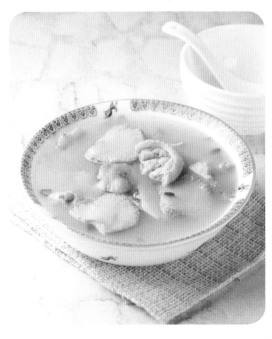

- **原料** 鸡肉块600克，黄芪10克，水发猴头菇60克

- **调料** 料酒20毫升，盐3克，鸡粉2克，姜片、葱花各少许

- **做法**

①将猴头菇洗净，切块；鸡肉块、黄芪洗净；向锅中注入清水，烧开，倒入鸡肉块，搅散，淋入料酒，煮沸，氽去血水，捞出鸡块，沥干水分，备用。

②向砂锅中注入清水，烧开，倒入鸡肉块、黄芪、姜片、猴头菇、料酒，拌匀，烧开后用小火炖1小时，至食材熟透，加入盐、鸡粉调味，拌匀后略煮片刻至其入味。

③关火后盛入碗中，撒上葱花即可。

滋补身体、补血益气

# 鹌鹑山药杜仲汤

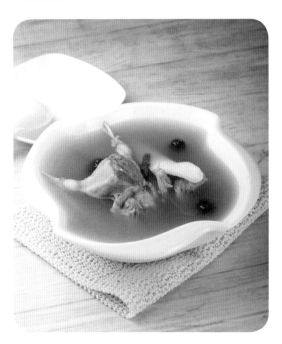

- **原料** 鹌鹑肉100克，红枣20克，杜仲10克，山药片少许

- **调料** 盐、鸡粉各2克，料酒5毫升，姜片适量

- **做法**

①将鹌鹑肉洗净；红枣、杜仲、山药洗净，向锅中注水烧开，放入鹌鹑肉，淋入料酒拌匀，大火煮约1分钟，氽去血水，捞出鹌鹑肉，沥干水分，备用。

②向砂锅中注入清水，烧开，倒入鹌鹑肉、姜片、杜仲、红枣、山药片，淋入料酒提味，煮沸后用小火煲煮约40分钟，至食材熟透，加入盐、鸡粉，调味即可。

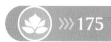
# 桑寄生鸡蛋汤

 滋阴润燥、解毒消炎

- ●原料　桑寄生15克，竹菇6克，红枣20克，鸡蛋2个

- ●调料　冰糖30克

- ●做法

①将鸡蛋连壳煮熟，剥开备用；桑寄生、竹菇、红枣分别洗净。

②向砂锅中注入适量清水，用大火烧开，放入红枣，加入桑寄生、竹菇，倒入熟鸡蛋，搅拌均匀，用小火煮15分钟，至药材析出有效成分，放入适量冰糖，搅拌均匀，煮至冰糖溶化。

③关火后盛出煮好的汤料，装入碗中，稍晾凉即可。

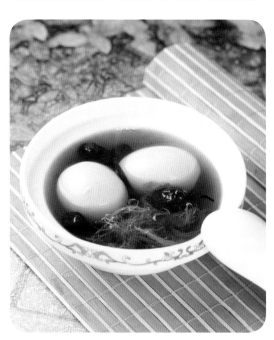

# 当归黄芪牛肉汤

 滋补身体、补血调经

- ●原料　牛肉240克，当归、黄芪各7克

- ●调料　盐、鸡粉各2克，料酒10毫升，姜片、葱花各少许

- ●做法

①将牛肉洗净切丁，余水；当归、黄芪洗净。

②向砂锅中注入清水烧开，倒入牛肉丁，放入姜片、当归、黄芪，再淋入料酒提味，煮沸后用小火煮约60分钟，至材料熟透，加入适量盐、鸡粉，拌匀调味，用中火续煮片刻，至汤汁入味。

③关火后盛出煮好的牛肉汤，装入汤碗中，撒上葱花即可。

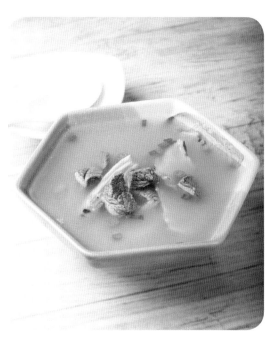

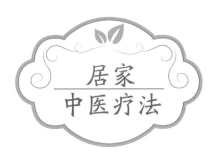

居家
中医疗法

孕妇如出现自然流产不能滥用保胎药保胎，需马上到医院进行检查，接受治疗。如需要使用保胎药，应有针对性地用药，并注意使用方法。中医学主张应该针对"胎动不安"、"胎漏"和"滑胎"进行辨症施治，并重点在滋补脾肾，稳固胎元方面下工夫。

##  吴茱萸敷贴法

- **材料** 吴茱萸适量，白酒少许
- **操作方法** 将吴茱萸，研碎成末，加酒调匀敷于脚心。
- **功效** 具有保胎作用。

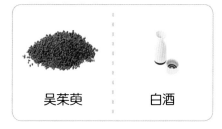

吴茱萸 | 白酒

##  杜仲补骨脂敷贴法

- **材料** 炒杜仲20克，炒补骨脂20克，水、纱布各适量
- **操作方法** 将上述两味药研细为末，过筛，取适量水调成膏，用纱布包裹，贴敷在神阙穴上。
- **功效** 防止流产。

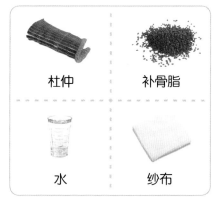

杜仲 | 补骨脂
水 | 纱布

##  灶心土、青黛敷贴法

- **材料** 灶心土、青黛、温水、纱布、医用胶带各适量
- **操作方法** 将上述两味药混合碾碎成末，温水调和成膏状。取适量药膏贴敷于患者肚脐上，覆盖纱布，并用胶布固定，每天换药一次，连敷5～7次为1个疗程。
- **功效** 防止流产。

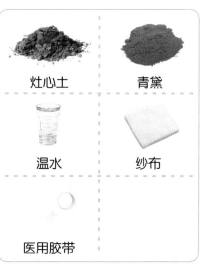

灶心土 | 青黛
温水 | 纱布
医用胶带

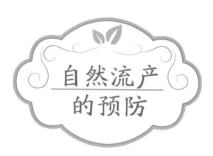

自然流产为妇产科常见疾病，如处理不当或处理不及时，不但对产妇及其家庭造成心理上的影响，还可能遗留生殖器官炎症，或因大出血而危害孕妇健康，甚至威及生命。因此，怎样预防自然流产就变得尤为重要。

##  注意卫生，生活规律

勤换衣、勤洗澡，特别要注意阴部清洁，防止病菌感染，造成流产。衣着应宽大，腰带不宜束紧。调整作息时间，适当运动，保证充足的睡眠。避免熬夜，作息要规律。调整工作状态，避免工作压力过大。

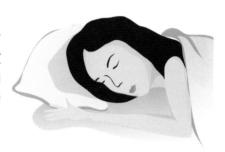

##  慎戒房事

对有自然流产病史的孕妇来说，妊娠三个月以内应避免房事。当流产发生后不要急于再次怀孕，时间应间隔半年以上，使子宫得到完全恢复，全身的气血得以充盈后再行怀孕，否则身体尚未完全恢复就怀孕容易导致流产的再次发生，对身体造成伤害。

##  怀孕的年龄要适当

早婚早育者因身体发育不成熟容易引起流产，怀孕时年龄过大也会因身体机能和生殖功能衰退、染色体发生突变而造成流产，最佳的生育年龄一般在23~28岁。

## 及时做好孕检

怀孕前要先到医院做体检，尤其是以往有流产史者，更应做全面检查，若发现有某方面的疾病，应先进行治疗，待疾病治愈后再怀孕。有黄体功能不足、甲状腺功能亢进、严重贫血、糖尿病等疾病也应先控制病情再作怀孕的打算；有宫颈相关疾病的女性，要在治疗完全康复后再怀孕。

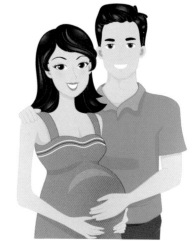

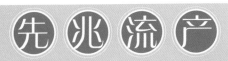

# 先兆流产

先兆流产指妊娠28周前，出现少量阴道流血和(或)下腹疼痛，以后出现阴道少量流血，或时下时止，或淋漓不断，色红，持续数日或数周，有时伴有轻微下腹痛，胎动有下坠感、腰酸腹胀。从民间传统的说法上讲，先兆流产的主要依据就是"见红"。如症状加重，可能发展为难免流产。

**症状**

①停经：大部分自然流产患者均有明显停经史。

②阴道出血和腹痛：首先出现的症状是阴道出血，一般出血量少，常为暗红色，或为血性白带，有时可达4～5天至一周以上。在流血出现后数小时至数周，可伴有轻度下腹痛或腰背痛，在妊娠12周以后，患者有时可感到阵发性腹痛。

③妇科查体可见宫颈口未开，无妊娠物排出，子宫大小与停经时间相符。

**病因**

①染色体异常：是流产的主要原因。夫妇中如有一人染色体异常，则可传至子代，导致流产或反复流产。

②母体因素：全身性疾病，全身感染时高热可诱发子宫收缩引起流产；孕妇心力衰竭、严重贫血及严重营养不良等缺血缺氧性疾病亦可导致流产。内分泌异常，如黄体功能不足、甲状腺功能低下、未控制的糖尿病等。免疫功能异常。严重营养缺乏。不良习惯，如吸烟、过量饮用咖啡或使用海洛因等毒品。环境中的不良因素，如甲醛、苯、铅等有害化学物质。创伤，如挤压腹部或快速撞击，甚至手术、性交过度等。情感创伤，如过度恐惧、忧伤、愤怒等。

**危害**

①失血：可造成严重大失血，甚至休克。

②感染：各型流产皆可合并感染。感染常发生于用未经消毒的器械施行流产手术；器械损伤宫颈；或宫腔原有感染病灶，手术流产或自然流产后可引起感染扩散。此外，流产后自然或人工流产不注意卫生、过早性交等均可引起感染。

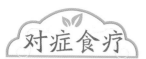

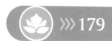

# 阿胶鸡蛋黄汤

 补血活血、清热止血

- ●原料　阿胶9克，黄芩3克，白芍3克，鸡蛋2个
- ●调料　白糖15克
- ●做法

①鸡蛋磕开，取蛋黄备用；黄芩、白芍分别洗净。

②向砂锅注入清水烧开，放入黄芩、白芍，小火炖20分钟至有效成分析出，把药渣捞出，放入阿胶、蛋黄，小火煮10分钟至熟，放入白糖，拌匀，煮片刻至白糖溶化。

③关火后把煮好的汤料盛出，装入碗中即可。

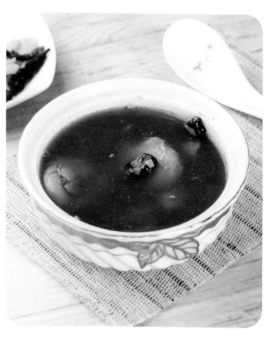

# 山药红枣猪蹄汤

 滋阴补血、清热止痛

- ●原料　猪蹄400克，山药200克
- ●调料　白醋、料酒各10毫升，盐、鸡粉各2克，姜块20克，红枣20克
- ●做法

①将山药去皮，洗净切成块，放入水中，备用；猪蹄洗净氽去血水，捞出，备用。

②取一个砂锅，倒入清水，煮至沸腾，放入红枣、猪蹄、姜块，淋入料酒，用小火炖30分钟，放入山药，拌匀，用小火炖20分钟，放入盐、鸡粉，搅匀至入味。

③关火后将煮好的食物盛出，装入盘中即可。

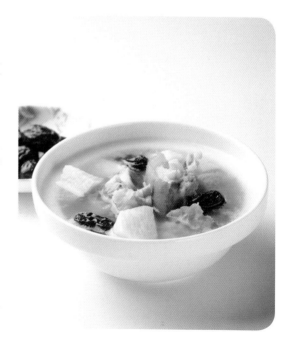

解毒消炎、散结消肿

# 桑寄生连翘鸡爪汤

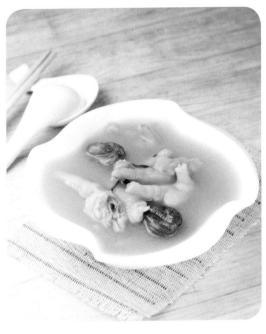

● 原料　桑寄生15克，连翘15克，蜜枣2颗，鸡爪350克

● 调料　盐、鸡粉各2克

● 做法

①将鸡爪洗净斩成小块；桑寄生、连翘、蜜枣洗净；向锅中注入清水，烧开，倒入鸡爪，搅散，煮至沸，将鸡爪捞出，沥干水分，备用。

②向砂锅中倒入清水，烧开，倒入鸡爪，放入桑寄生、连翘、蜜枣，用小火煮40分钟，至食材熟透，放入盐、鸡粉，搅拌片刻，至食材入味。

③盛出煮好的汤料，装入碗中，稍晾凉即可食用。

 养血滋阴、活血养颜

# 何首乌鸡汤

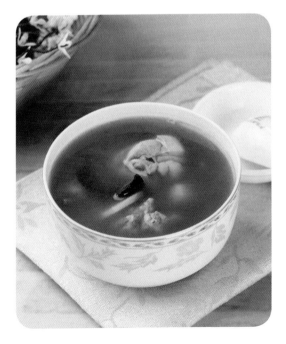

● 原料　何首乌10克，陈皮7克，鸡腿180克

● 调料　料酒10毫升，盐、鸡粉各2克，姜片少许

● 做法

①将何首乌、陈皮洗净；鸡腿剁块，洗净；向锅注入清水，烧开，倒入鸡腿，搅散至煮沸，汆去血水，将鸡腿捞出，沥干水分。

②向砂锅中倒入清水，烧开，放入鸡腿、何首乌、陈皮、姜片、料酒，烧开后小火再炖30分钟至熟，放入盐、鸡粉，搅拌片刻，使味道均匀。

③将煮好的鸡汤盛出，装入碗中即可。

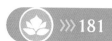
# 砂仁黄芪猪肚汤

 补气养血、补中安胎

- **原料** 砂仁20克，黄芪15克，猪肚350克，水发银耳100克
- **调料** 盐、鸡粉各3克，料酒20毫升，姜片25克
- **做法**

①将银耳洗净，切成小块；猪肚洗净，切成条；砂仁、黄芪洗净。

②向锅中注入清水，烧开，放入银耳，煮半分钟后捞出，把猪肚倒入锅中，放入料酒拌匀，煮至变色，捞出，备用。

③向砂锅中注入清水烧开，放入砂仁、姜片、黄芪、银耳，倒入猪肚、料酒，烧开后用小火炖1小时，至食材熟透，加入少许盐、鸡粉，拌匀，略煮片刻，至食材入味即可。

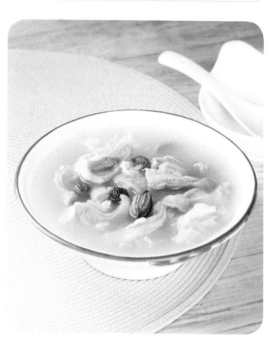

# 大米百合马蹄豆浆

 清热解毒、宁心安神

- **原料** 百合40克，大米50克，黄豆50克，马蹄80克
- **调料** 白糖5克
- **做法**

①将大米浸泡4小时，捞出，洗净；黄豆浸泡6小时洗净；洗净；马蹄去皮，洗净，切块；百合洗净。

②取豆浆机，倒入百合、大米、黄豆、马蹄，注入矿泉水，榨成豆浆，装入碗中。

③加入白糖，拌匀，续煮片刻，至白糖溶化即可。

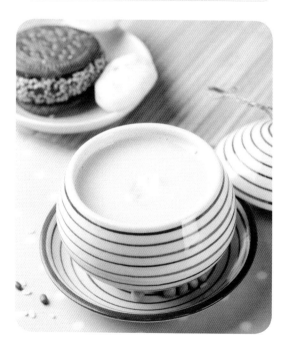

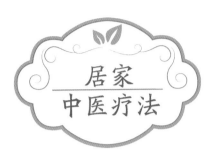

**居家中医疗法**

由于半数以上的先兆流产都是由于胚胎自身遗传因素造成的，所以，医生通常会采取优胜劣汰的原则，不盲目采取保胎治疗。只有明确原因的先兆流产，医生才能做相应治疗。中医认为，本病的形成原因多为不能摄血养胎所致。

## 艾灸涌泉穴

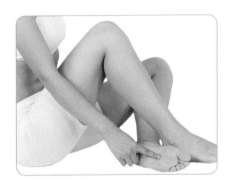

● **取穴方法** 取穴时可采用正坐或仰卧、跷足的姿势，涌泉穴位于足前部凹陷处第2、3趾趾缝纹头端与足跟连线的前三分之一处。

● **操作方法** 每晚临睡时，将艾条点燃后，在涌泉穴上悬灸，每穴2~3分钟，至局部红晕。

● **功效** 补肾益精，散热生气。

##  艾灸关元穴

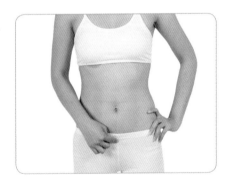

● **取穴方法** 关元穴位于脐中下约10厘米，腹中线上；仰卧取穴。

● **操作方法** 注意此穴必须是在女性未怀孕的状态下施灸。每晚临睡时，将艾条点燃，在关元上悬灸2~3分钟，至局部红晕，腹部感到微热为止。

● **功效** 通调冲任，调理气血，补肾固精，回阳固脱。

##  艾灸命门穴

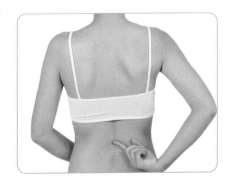

● **取穴方法** 命门穴位于腰部，当后正中线上，第二腰椎棘突下凹陷中。

● **操作方法** 此处介绍的穴位均为孕前保养的穴位。每晚临睡时，将艾条点燃，在命门穴上悬灸2~3分钟，至局部红晕，背部感到微热为止，可每日施灸。

● **功效** 具有补肾壮阳之功效。

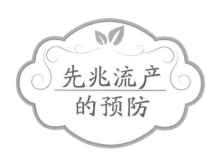

迎接健康宝宝是每个准妈妈的心愿。怀孕的过程要加倍小心。除了避免感冒等各种疾病，还要避免先兆流产。夫妻双方要有计划地选择生育时机，最好是在医生的指导下进行。妊娠后尤其是早期，应该注意以下几点。

 ## 充分休息，防止外伤

孕妇怀孕的前三个月，不要做增加腹压的负重劳动，如提水、搬重物等。出门最好穿平底鞋。孕期尽量不要外出旅游。避免振动的工作环境。

 ## 均衡营养

摄取均衡的营养，远离烟酒，清淡饮食，不吃辛辣的食品，尽量少食多餐，保持大便通畅，避免肠胃不适。维生素E有保胎作用，因此孕期应多摄入富含维生素E的食物，如松子、核桃、花生等坚果及豆制品等。

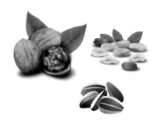

 ## 节制性生活

性生活时腹部受到挤压和宫颈受到刺激均会诱发宫缩，孕早期胎盘的附着尚不牢靠，宫缩非常容易导致流产，所以妊娠早期禁止性生活。妊娠中期性生活次数和幅度都应适量。

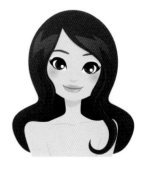 ## 保持心情愉快

有研究表明，部分自然流产是因为孕妇中枢神经兴奋所致。因此，孕妇要注意调节自己的情绪，尽量保持心情舒畅，避免各种不良刺激，消除紧张、恐惧等心理，尤其不能大喜大悲、大怒大忧，否则对胎儿的生长发育是非常不利的。

 ## 保持身体清洁

生殖道炎症也是诱发流产的原因之一。怀孕期间，阴道分泌物增多，外阴清洁工作非常重要，每天至少要清洗一次。一旦发生阴道炎症，应立即治疗，但是不能擅自服用药物。

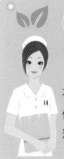

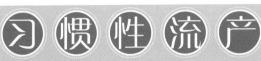

习惯性流产为自然流产连续三次及三次以上者，每次流产往往发生在同一妊娠月份。中医称为"滑胎"。习惯性流产的原因大多为孕妇黄体功能不全、甲状腺功能低下、先天性子宫畸形、子宫发育异常、宫腔粘连、子宫肌瘤、染色体异常、自身免疫等。

**症状**

①早期症状：阴道少许出血，习惯性流产后早期的症状和一般流产的情况是一样的，阴道出血持续几天，也有可能会连续几周，但是血量一般比较少。如果出现了血量增多的情况，则说明女性会发生流产的情况，并且无法避免。下腹疼痛，患有习惯性流产后会有下腹部位隐隐的疼痛感觉，一般伴随有阴道内少量的出血情况。妊娠物排出，当排出子宫内的一部分妊娠物时，称不完全的流产；如果子宫内部的妊娠物完全排出女性体外，那么就称之为完全流产，女性出现这种情况时，应及时去医院做相应的清宫处理，避免妊娠物在体内引发感染。

②晚期症状：阴道出血量增加，腹部的疼痛加重，此时宫颈可见扩张，或者看到胎囊在宫颈口形成堵塞，这种情况下习惯性流产就不可避免了。

**病因**

①遗传因素：为习惯性流产的常见病因。

②内分泌因素：如卵巢黄体功能不全，亦是早期流产的常见原因。

③生殖器官异常：如宫颈内口功能不全症、子宫发育不良等，多会引起晚期流产。

④感染因素：病毒或细菌感染，一方面会引起生殖器的炎症，不利于受精卵的着床；另一方面会导致胚胎发育异常。

**危害**

①容易形成自然流产：多次流产给女性的神经和内分泌系统、生殖机能带来很大伤害，尤其是对未产妇可增加妊娠早期、中期的自然流产率以及宫外孕、前置胎盘和产后出血的发病率。

②妇科炎症：多次宫颈扩张太过会导致子宫内膜炎或输卵管炎。

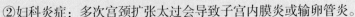

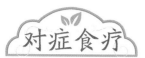

# 人参鸡腿糯米粥

 滋阴润燥、补血安胎

- **原料** 鸡腿1只，生晒参20克，红枣15克，水发糯米150克

- **调料** 盐、鸡粉各3克，生粉8克，料酒4毫升，食用油适量，姜片、葱花各少许

- **做法**

①将鸡腿洗净去骨，将肉切块，放入调味料拌匀，腌渍10分钟；糯米、生晒参、红枣洗净。

②向砂锅注入清水烧开，倒入生晒参、红枣，小火炖10分钟至药性完全析出，倒入糯米，拌匀，小火再炖30分钟至米熟，放入姜片、鸡腿，拌匀，煮1分钟，放入盐、鸡粉调味，搅拌使食材入味，撒上葱花即可。

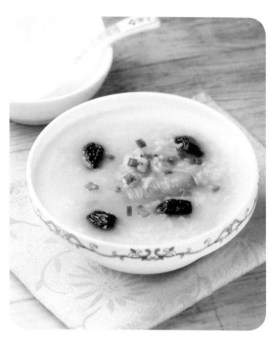

# 菟丝子女贞子瘦肉汤

 健脾固胎、滋阴润燥

- **原料** 菟丝子8克，女贞子8克，枸杞10克，猪瘦肉300克

- **调料** 料酒8毫升，盐、鸡粉各2克

- **做法**

①将猪瘦肉洗净切条，改切成丁；菟丝子、女贞子、枸杞分别洗净。

②取一干净的砂锅，往砂锅注入适量清水，用大火烧开，放菟丝子、女贞子、枸杞、瘦肉丁，搅散开，淋入料酒，拌匀，烧开后小火炖40分钟至熟，放入盐、鸡粉，拌匀调味。

③将煮好的汤料盛出，放入汤碗中，稍晾凉即可食用。

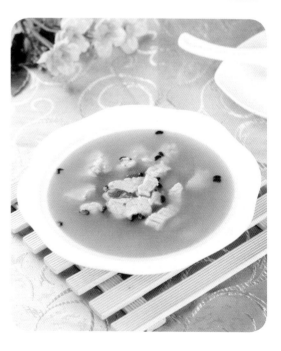

**补血活血、安胎止痛**

# 枸杞首乌鸡蛋大枣汤

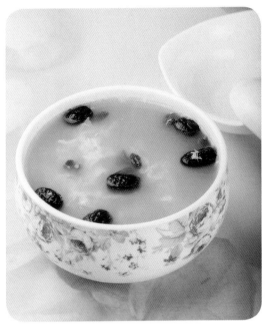

- **原料** 枸杞8克，红枣15克，何首乌10克，鸡蛋2个

- **调料** 盐2克，香油2毫升

- **做法**

①将鸡蛋打入碗中，用筷子打散调匀，备用；枸杞、红枣、何首乌洗净。

②向锅中注入清水烧开，放入何首乌，用小火煮20分钟，至其析出有效成分，将何首乌捞出，加入红枣、枸杞，用小火再煮10分钟，至其熟软，放入盐，拌匀调味，倒入蛋液，搅拌匀，淋入香油，搅拌片刻。

③关火后盛出煮好的汤料，装入汤碗中即可。

**益气降逆、补虚益气**

# 白术山药猪肚汤

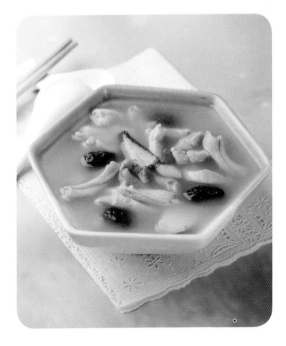

- **原料** 白术10克，山药30克，红枣20克，枸杞10克，猪肚400克

- **调料** 盐3克，鸡粉2克，料酒10毫升，胡椒粉适量

- **做法**

①将猪肚洗净，切条；白术、山药、红枣、枸杞洗净；向锅中注入清水烧开，倒入猪肚，拌匀，煮至沸，氽去血水，将猪肚捞出，沥干水分，备用。

②向砂锅中注入清水，烧开，放入备好的药材，倒入猪肚，淋入料酒，烧开后用小火炖1小时，至食材熟烂，放入盐、鸡粉、胡椒粉，搅拌片刻，至食材入味。

③将炖煮好的猪肚汤盛出，装入碗中即可。

# 杜仲核桃仁猪腰

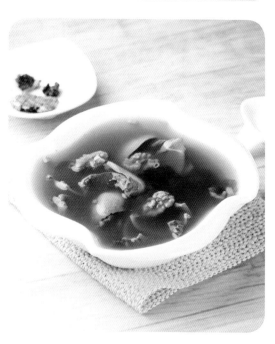
补虚强体、消炎杀菌

- **原料**　杜仲30克，核桃仁20克，猪腰100克

- **调料**　盐3克，鸡粉2克，姜片、葱花各少许

- **做法**

①将猪腰撕去外膜，洗净，切片。

②向锅里注入少许盐水，放入杜仲，用小火炒干，把炒干的杜仲倒入砂锅中，注入清水，用大火煮开，加入处理好的猪腰、姜，煮开后，捞去浮沫，放入核桃仁，用小火煮15分钟至食材熟透，加盐、鸡粉调味，搅拌片刻，撒入葱花。

③将炖煮好的杜仲核桃仁猪腰汤盛出，装入碗中即可。

# 白术党参猪肘汤

补虚强体、补血活血

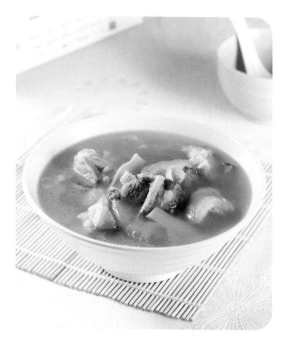

- **原料**　猪肘500克，白术10克，党参10克，枸杞8克

- **调料**　盐、鸡粉各2克，料酒7毫升，白醋10毫升，姜片15克

- **做法**

①将猪肘洗净，剁块；白术、党参、枸杞洗净；向锅中注入清水，烧开，倒入猪肘，淋入白醋，轻轻搅动，煮约2分钟，去除血水后捞出，沥干水分，备用。

②向砂锅中注入清水，烧开，倒入白术、党参、枸杞、姜片、猪肘，搅拌匀，使食材混合均匀，淋上料酒提味，转小火煮约40分钟，至食材熟透，加入盐、鸡粉调味即可。

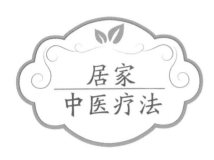

居家
中医疗法

习惯性流产的病因，主要是由于内外因素导致了人体气血虚弱，肾气不固，内热伤胎。其治疗原则，多从补虚论治，尤以补肾为核心。除了药物的治疗，日常生活中还可以配合一些中医的治疗手法，进行辅助治疗。

## 艾灸足三里穴

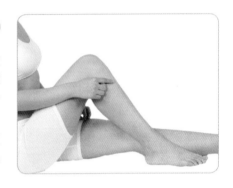

●**取穴方法** 足三里穴在外膝眼下10厘米，距胫骨前嵴1横指，当胫骨前肌上。取穴时，由外膝眼向下量4横指，在腓骨与胫骨之间，由胫骨旁量1横指，该处即是。

●**操作方法** 每晚临睡时，将艾条点燃，在足三里上悬灸3～5分钟，至局部红晕、发热，可每日施灸。

●**功效** 补益肾气，扶阳固脱。

## 艾灸三阴交穴

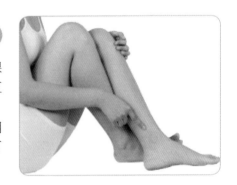

●**取穴方法** 三阴交穴位于小腿内侧，当足内踝尖上10厘米，胫骨内侧缘后方；正坐屈膝成直角，取穴。

●**操作方法** 每晚临睡时，将艾条点燃，在三阴交穴上悬灸3～5分钟，至局部红晕、发热，可每日施灸。

●**功效** 可使先天之精旺盛，后天之精充足。

## 艾灸神阙穴

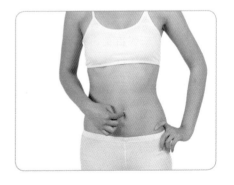

●**取穴方法** 神阙位于脐正中。

●**操作方法** 将艾条点燃，可在脐中隔姜或者隔盐灸，直至局部红晕，腹部感到微热，可每日施灸。

●**功效** 可起到健脾强肾的作用。

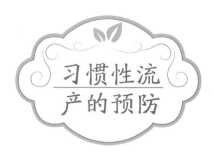

流产是育龄期女性的常见病，习惯性流产不但对身体造成很大的伤害，同时在精神和心理上对患者也是巨大的伤害。怎样才能预防习惯性流产的发生呢？

##  心情愉悦，多休息

保持放松的状态，轻松的心情，避免紧张的情绪。不要过于操劳，适度的休息，必要时要卧床休息。仅有少量阴道流血或伴有轻度腰酸者多为先兆流产，经安胎药和卧床休息胎儿多数能保住。

##  检查确认后再怀孕

流产因生殖器官疾患所致者，应该先矫治生殖器官疾病后才能再怀孕，以免怀孕后再发生同样的问题，对身体造成不必要的伤害。

## 科学避孕、怀孕

发生流产后半年以内要避孕，待半年以后身体恢复后方可再次怀孕。有习惯性流产的妇女在前次流产后，下次妊娠前，应与丈夫一起到医院进行详细的检查，找出病因，进行针对性的治疗，才可以减少流产的发生。

## 合理搭配食物

动物内脏含有较多量的胆固醇和性激素，习惯性流产患者适当食用这类食物，对增强性功能有一定作用。同时还要多吃富含蛋白质、维生素的食品，如瘦肉、鸡蛋、新鲜蔬菜、水果等食物。饮食上不单单要从女性的角度加以补充，男性也要加以配合，才能孕育出高质量的胎儿。

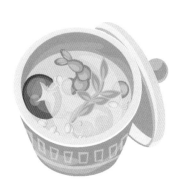

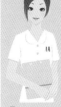

# 不 孕

　　不孕分为原发性和继发性两种。原发性不孕是指适龄夫妇结婚后长时间同居，性生活正常，并不采取任何避孕措施而2年不能怀孕。继发性不孕是指已婚女性曾有过一次或几次怀孕，但距离末次怀孕2年以上未再怀孕。患了不孕症应男女双方同时到医院就诊，对症治疗，才能达到治疗的目的。

**症状**

　　①月经异常：月经提前或延迟；经量过多、过少；经期延长；有闭经、痛经、不规则阴道出血。

　　②痛经：子宫内膜异位、盆腔炎、子宫肌瘤、子宫发育不良、子宫位置异常等疾病存在时可出现行经腹痛。

　　③白带异常：阴道炎、宫颈炎、子宫内膜炎、附件炎、盆腔炎及各种性传播疾病存在时会出现白带异常，影响受孕。

　　④溢乳：非哺乳期乳房自行或挤压后有乳汁溢出，多有下丘脑功能不全、垂体肿瘤、泌乳素瘤或原发性甲状腺功能低下、慢性肾功能衰竭等疾病，也可以由避孕药及利血平等降压药引起。溢乳常常合并闭经导致不孕。

**病因**

　　①排卵障碍：过度紧张、焦虑、营养不良、过度肥胖、先天卵巢发育不全、多囊卵巢综合症、子宫内膜异位症等都会抑制排卵。

　　②输卵管因素所致不孕：输卵管的炎症粘连引起输卵管阻塞会导致不孕。盆腔子宫内膜异位症导致输卵管粘连扭曲而造成不孕。

　　③宫颈因素：宫颈是精子进入宫腔的途径，宫颈黏液量和性质都会影响精子能否进入宫腔。

　　④阴道因素：包括阴道、外阴发育异常，阴道损伤后形成粘连瘢痕性狭窄，或患有严重阴道炎都会影响受孕。

　　⑤性知识缺乏：导致长期不能受孕成功。

　　⑥环境污染、电磁辐射、微波、紫外线等，都可能造成不孕。

**危害**

　　①女性不孕症常常是子宫肌瘤、卵巢早衰、卵巢囊肿、宫颈糜烂、输卵管堵塞、内分泌失调、子宫内膜异位症等疾病的早期表现形式，如不及时治疗不仅会恶化，还会由单发转为多发。

　　②引发家庭矛盾。

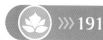
# 茯苓党参生姜粥

 滋阴润燥、宁心安神

● **原料**　大米150克，党参10克，茯
苓10克，生姜10克

● **做法**

①将大米洗净，用清水浸泡半小时；
药材洗净；取一干净的砂锅，往砂锅
中注入适量清水，用大火烧开，放入
党参、茯苓、生姜，煮沸后用小火煮
约15分钟，至药材析出有效成分。
②捞出药材及其杂质，倒入水发大
米，搅拌均匀，用大火烧开后转小火
续煮约30分钟，至米粒熟透，用中火
拌煮片刻。
③关火后盛出煮好的米粥，装入汤碗
中，待稍微冷却后即可食用。

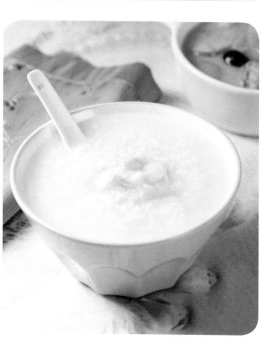

# 山茱萸粥

 补气安神、杀菌消炎

● **原料**　水发大米150克，山茱萸15克

● **做法**

①将大米、山茱萸洗净；取一干净的
砂锅，往砂锅中注入清水，用大火烧
开，放入山茱萸，煮沸后用小火煮约
15分钟，至药材析出有效成分。
②捞出药材及其杂质，倒入水发大
米，搅拌均匀，用大火烧开后转小火
续煮约30分钟，至米粒熟透，用中火
拌煮片刻。
③关火后盛出煮好的米粥，装入汤碗
中，待稍微冷却后即可食用。

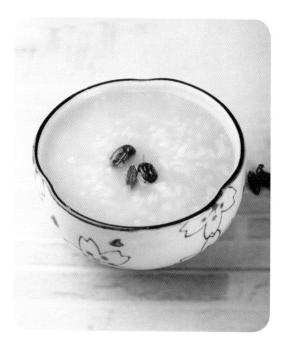

**滋阴润燥、宁心安神**

# 枸杞萝卜炒鸡丝

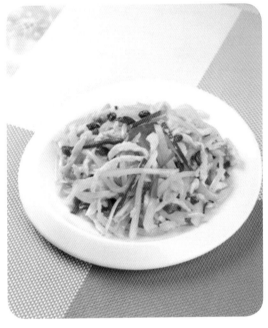

- **原料** 白萝卜120克，鸡胸肉100克，红椒30克，枸杞12克

- **做法** 盐4克，鸡粉3克，料酒、生抽、水淀粉、食用油各适量，姜丝、葱段、蒜末各少许

①将白萝卜、红椒洗净切成丝；鸡胸肉洗净切成丝，装入碗中，放入调味料，腌渍入味；枸杞洗净。

②向锅中注水烧开，放入白萝卜、红椒，略煮片刻，捞出。

③用油起锅，放入姜丝、蒜末，炒香，倒入鸡肉丝，淋入适量料酒，炒香，倒入白萝卜和红椒，翻炒匀，加入盐、鸡粉、生抽、枸杞炒匀，放入葱段，倒入水淀粉，快速炒匀即可。

**清热解毒、宁心安神**

# 清炒时蔬鲜虾

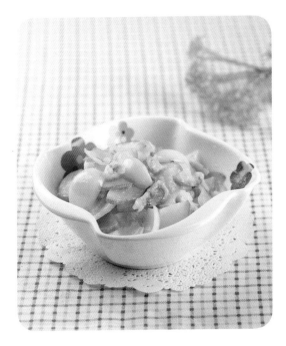

- **原料** 西葫芦100克，鲜百合25克，虾仁40克

- **调料** 盐4克，鸡粉2克，料酒3毫升，水淀粉、食用油各适量，姜末、葱末各少许

- **做法**

①将西葫芦洗净，切成薄片；虾仁挑去虾线，洗净，切丁，放调味料腌渍；西葫芦片和百合焯水。

②用油起锅，倒入姜末、葱末，爆香，倒入虾肉丁，翻炒至虾肉呈淡红色，淋入料酒，炒匀，炒透，放入西葫芦、百合，翻炒至食材熟透，转小火，调入盐、鸡粉，翻炒至入味。

③关火后将炒好的菜盛入碗中即可。

# 猪肝炒黑木耳

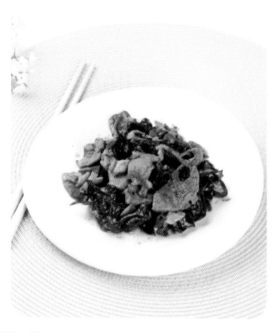 养肝补血、补血益气

- **原料** 猪肝180克，水发黑木耳50克

- **调料** 盐4克，鸡粉3克，料酒、生抽、水淀粉、食用油各适量，姜片、蒜末各少许

- **做法**

①将黑木耳洗净切成小块。

②猪肝洗净，切成片，装入碗中，加入调味料，腌渍入味；向锅中注水，烧开，放入木耳，焯水1分钟至其八成熟，捞出，备用。

③用油起锅，放入姜片、蒜末，爆香，倒入猪肝，淋入料酒，炒香，放入木耳，炒匀，加入盐、鸡粉、生抽调味，淋水淀粉勾芡即可。

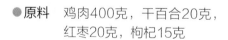

# 枸杞百合蒸鸡

 养心安神、补肝益肾

- **原料** 鸡肉400克，干百合20克，红枣20克，枸杞15克

- **调料** 盐3克，鸡粉2克，生粉8克，料酒、生抽、油各适量，姜片、葱花各少许

- **做法**

①把红枣洗净除核，枣肉切碎。

②鸡肉洗净斩成小块，装入碗中，撒上枣肉，放入百合、枸杞、姜片，加入盐、鸡粉、料酒、生抽、油，倒上少许生粉拌匀，腌渍约10分钟。

③取一干净的盘子，摆放上腌渍好的食材，蒸锅上火烧开，放入装有鸡肉的盘子，用大火蒸约15分钟，至食材熟透，趁热撒上葱花即可。

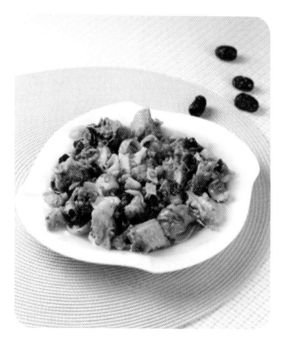

调经止痛、安胎理气

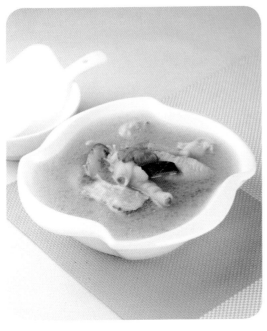

# 香附鸡爪汤

● 原料　香附5克，当归10克，党参8克，鸡爪300克，水发香菇45克

● 调料　盐、鸡粉各2克，料酒10毫升，姜片20克

● 做法

①将香菇洗净，切成小块；鸡爪洗净，斩成小块；药材洗净；向锅中注入清水，烧开，倒入鸡爪块，拌匀，煮至沸，汆去血水，捞出鸡爪，备用。

②向砂锅中注入清水，烧开，倒入备好的药材，撒入姜片、鸡爪、香菇块、料酒，烧开后用小火煮40分钟，加入盐、鸡粉，拌匀，略煮片刻，至食材入味。

③关火后将汤盛入碗中即可。

滋阴润燥、补血安胎

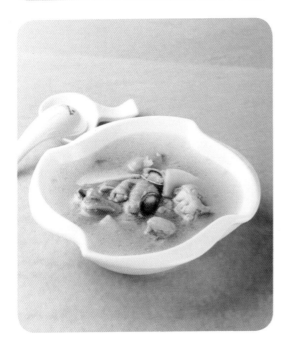

# 鹿茸山药鸡汤

● 原料　鸡肉300克，鹿茸8克，山药80克

● 调料　盐、鸡粉各2克，料酒10毫升，姜片少许

● 做法

①将鸡肉洗净，切成小块；山药洗净，切片；鹿茸洗净，切片；向锅中注入清水烧开，放入鸡肉，煮至沸，汆去血水，将山鸡捞出，沥干。

②向砂锅中注入清水，烧开，放入姜片、鹿茸、山药、鸡肉，淋入料酒，拌匀，烧开后用小火煮40分钟，至食材熟透，放入适量盐、鸡粉，拌匀，至食材入味。

③盛出煮好的汤，撒上葱花即可。

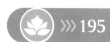
# 四宝炖乳鸽

 滋补身体、活血化瘀

- **原料** 乳鸽1只，山药200克，姜片20克，水发香菇45克，远志10克，枸杞8克

- **调料** 料酒10毫升，盐、鸡粉各2克

- **做法**

①将山药洗净去皮，切块；香菇洗净切块；乳鸽洗净切块，氽水；枸杞洗净。

②向砂锅中注入清水烧开，放入远志、枸杞、姜片、香菇块、乳鸽肉、料酒，拌匀，烧开后用小火炖30分钟，至食材熟烂，放入山药，用小火再炖20分钟，至山药熟软，放入盐、鸡粉，拌匀，至食材入味。

③盛出炖好的食材，装入碗中即可。

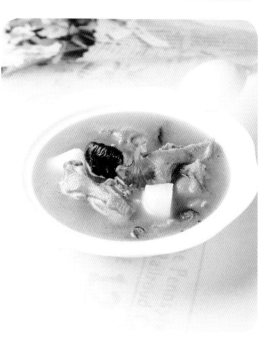

# 苁蓉猪肚羊肉汤

 补肾润燥、补血养血

- **原料** 羊肉200克，猪肚180克，当归15克，肉苁蓉15克

- **调料** 盐、鸡粉各2克，姜片、葱段各适量

- **做法**

①将猪肚洗净，切成小块，羊肉洗净，切成小块；药材洗净。

②向锅中注入清水，烧开，倒入羊肉、猪肚拌匀，淋入料酒煮沸，氽去血水，捞出羊肉和猪肚，沥干水分，备用。

③向砂锅中注入清水，烧开，倒入当归、肉苁蓉、姜片、羊肉、猪肚、料酒，烧开后用小火炖1小时，至食材熟透，放入盐、鸡粉调味，煮至食材入味，撒上葱段即可。

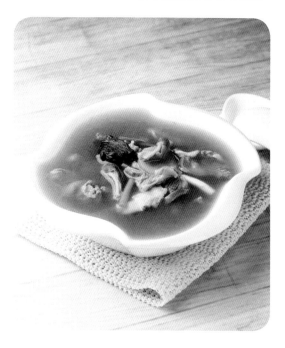

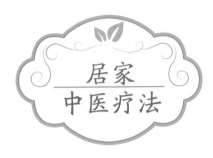

居家
中医疗法

在中医的治疗方法中，按摩、艾灸治疗不孕有比较好的效果，但治疗前应检查清楚引起不孕症的原因，一般来讲，功能性不孕疗效较好，器质性病变的不孕效果较差（如卵巢、子宫因疾病导致的永久受损等）。下面就为大家介绍具体的方法。

## 按摩三阴交穴

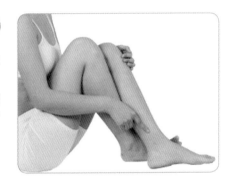

●**取穴方法**　三阴交穴位于小腿内侧，当足内踝尖上约10厘米，胫骨内侧缘后方；正坐屈膝成直角，取穴。

●**按摩方法**　用拇指指腹按压三阴交穴，反复按压2～3分钟，力度以酸胀为度，对缓解不孕有一定的效果。

●**功效**　是妇科主穴，对妇科疾病很有疗效。

## 艾灸八髎穴

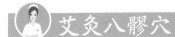

●**取穴方法**　八髎穴又称上髎、次髎、中髎和下髎，左右共八个穴位，分别在第一、二、三、四骶后孔中。

●**操作方法**　治疗时，病人取仰卧位，将艾条置于距离穴位约2厘米的空中熏烤，以局部皮肤有灼热感为度。每日1次，每穴15～20分钟，可以艾灸10天，休息一两天。

●**功效**　主治月经不调、不孕不育等症。

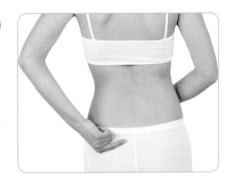

## 按摩归来穴

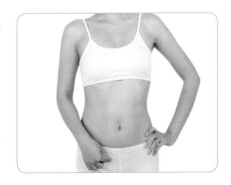

●**取穴方法**　归来穴位于下腹部，把肚脐和耻骨联合连线5等分，耻骨联合上一等分处旁开二横指宽处为归来穴。

●**按摩方法**　仰卧，用两手食指、中指先顺时针方向按揉归来穴2分钟，再逆时针方向按揉2分钟，最后点按半分钟。

●**功效**　对于不孕症和月经不调都具有一定的调理功效。

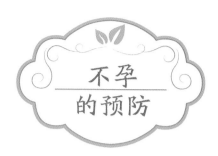

不孕
的预防

导致不孕的原因有很多，近年来其发病呈上升趋势。由于生活、工作、学习的压力，有时宝宝意外到来，让很多准妈妈们措手不及，考虑到诸多因素，被迫选择了流产。这样做不仅让女性的身体受到损伤，同时也大大增加了不孕的概率。那么，如何才能预防不孕症呢？

## 注意经期保养

月经来潮期间不讲究个人卫生，使用不合格的卫生巾，经期进行性生活等，都很容易引起各种妇科疾病，导致不孕。月经期间在精神上要保持乐观舒畅；在身体上要注意适当休息，避免劳累；饮食宜温热，忌寒凉；起居宜规律、舒适，忌坐卧湿地或冒雨涉水；饮食宜温热，忌寒凉；北方的女性冬天尤其要注意保暖，以免寒气侵袭。

## 保持愉悦，科学受孕

保持愉悦的心情，减少精神压力。精神压力过大，容易干扰激素的分泌，从而出现内分泌失调，进一步造成不孕。了解相关受孕知识，科学备孕，提高受孕的概率和质量。

## 减少手术

减少手术，重视第一胎。有些患者因手术不洁，或术后调理不慎引起感染，出现发热，以致输卵管炎、子宫内膜炎，或形成附件炎性包块，而致不孕。有些不孕患者因诊刮、人流或子宫颈息肉摘除等手术，而引起月经不调或宫腔粘连等，影响生育。

## 均衡营养，促进生育

饮食上要注意均衡营养，保持体内营养元素的充足，才能为孕育宝宝提供良好的内环境。同样，夫妻双方的另一方也要注意饮食的搭配。动物内脏中含有较多的胆固醇，而胆固醇是合成性激素的重要原料，能促进精原细胞的分裂与成熟。因此，适量食用动物内脏，有利于提高体内雄激素的分泌，增加精子数并促进生殖功能。多食含钙食品，钙离子能刺激精子成熟，改善男子生殖能力。

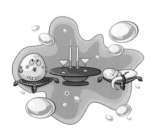

# 宫外孕

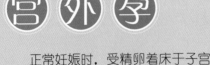

正常妊娠时，受精卵着床于子宫体腔内，所以称为"宫内孕"。如果受精卵在子宫体腔以外的器官或组织中着床并生长发育则是"异位妊娠"，也可称为"宫外孕"。以输卵管妊娠最为常见。

## 症状

①停经：多数宫外孕患者发病前都有短暂的停经史，一般在6～8周。

②腹痛：腹痛是输卵管妊娠患者就诊的主要原因。输卵管妊娠流产或破裂前，表现为一侧下腹部隐痛或酸胀感。当发生流产或破裂时，患者突感一侧下腹部撕裂样疼痛，常伴有恶心、呕吐。

③阴道不规则出血：常有不规则阴道出血，色暗红、量少、淋漓不尽，一般不超过月经量，随阴道出血可排出蜕膜管型或碎片。

④晕厥与休克：由于腹腔内急性出血及剧烈腹痛，轻者晕厥，重者发生失血性休克。其严重程度与腹腔内出血速度及出血量成正比。可引起头晕、面色苍白、脉细、血压下降、冷汗淋漓，继而发生昏厥与休克等危象。

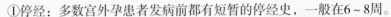

## 病因

①有过宫外孕病史：有过宫外孕病史者，再次发生宫外孕的概率就会比较高。治疗保留对侧输卵管者，再次发生宫外孕的比例仍然很高。

②慢性盆腔炎、输卵管炎患者：慢性盆腔炎是宫外孕的常见病因。炎症使输卵管黏膜粘连、狭窄；或者受精卵在输卵管中被阻滞，即可能就地着床发育，发生输卵管妊娠。

③反复流产：目前宫外孕发生率与20世纪80年代相比已增加5～6倍。人流次数越多，发生宫外孕的几率越大。

④孕卵游走：由于在移行过程中孕卵逐渐长大，当不能通过输卵管，即在输卵管着床时，就发生了输卵管妊娠。

## 危害

①再度诱发宫外孕。

②不孕：输卵管堵塞使得女性出现宫外孕现象会导致不孕。

③危及生命：约1/3的宫外孕患者在入院时处于休克前或休克状态，不及时抢救会有生命危险。

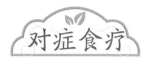
# 党参红枣小米粥

 补血活血、滋阴安神

● **原料** 党参8克，红枣15克，小米180克

● **做法**

①将党参洗净；红枣洗净，去核；小米洗净，用清水浸泡片刻，备用。

②取一干净的砂锅，往砂锅中注入适量清水，用大火烧开，倒入准备好的小米，放入洗净的党参、红枣，大火烧开后用小火煮30分钟，至食材熟透，搅拌均匀，续煮片刻，至小米粥变浓稠。

③关火后把煮好的粥盛出，装入碗中稍微放凉即可食用。

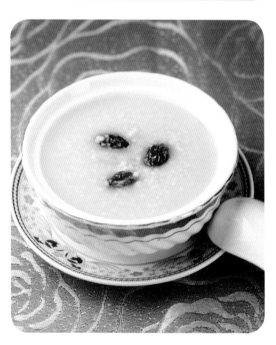

# 香菇大米粥

 滋阴润燥、杀菌消炎

● **原料** 香菇20克，大米180克

● **调料** 盐2克

● **做法**

①将泡发好的香菇洗净，切片；大米洗净，用清水浸泡半小时，备用。

②取一干净的砂锅，往砂锅中注入适量清水，用大火烧开，倒入浸泡好的大米及切好的香菇，烧开后，转用小火煮30分钟，至食材熟透，拌匀，烧煮片刻，加入适量盐，用勺子搅拌至粥入味。

③关火后把煮好的粥盛出，装入碗中，稍晾凉即可食用。

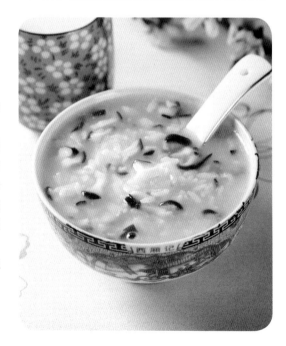

补血益气、补虚安神

# 党参黄芪蛋

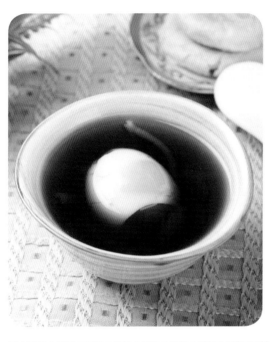

● **原料** 鸡蛋2个，党参10克，黄芪15克

● **调料** 盐2克

● **做法**

①将党参、黄芪分别用清水洗净；鸡蛋放入冷水中煮熟，剥掉蛋壳，放入盘中，备用。

②取一干净的砂锅，往砂锅中注入适量清水，倒入党参、黄芪和剥壳的鸡蛋，拌匀，用大火煮至食材熟透，加入盐，搅拌片刻。

③关火后把煮好的食材盛出，装入盘中，稍晾凉即可食用。

 滋补身体、清热凉血

# 生地党参瘦肉汤

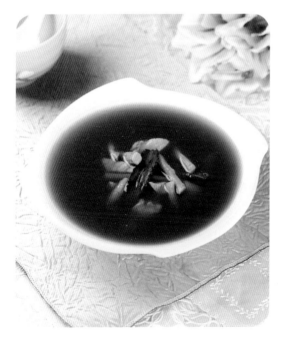

● **原料** 生地10克，党参12克，猪瘦肉120克

● **调料** 盐、鸡粉各2克，姜片少许

● **做法**

①将猪瘦肉洗净切成丁，放在小碟子中，备用；药材洗净。

②向砂锅中注入清水，烧开，倒入猪瘦肉丁、生地、党参、姜片，用大火烧开，再转小火炖煮约40分钟，至食材熟透，加入盐、鸡粉，搅匀调味，续煮片刻至入味。

③关火后盛出煮好的瘦肉汤，放在汤碗中即可。

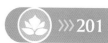

# 清炖乳鸽

 滋阴润燥、补血养虚

● 原料　乳鸽400克

● 调料　盐、鸡粉各2克，料酒20毫升，姜片、葱段各少许

● 做法

①将乳鸽洗净，剁块；向锅中注入清水，烧开，放入洗净的乳鸽，倒入料酒，煮至沸，汆去血水，将乳鸽捞出，沥干水分，备用。

②向砂锅中注入清水烧开，倒入汆过水的乳鸽，加入姜片，淋入料酒，烧开后用小火炖40分钟，至食材软烂，撇去汤中浮沫，放入盐、鸡粉，拌匀，至食材入味。

③关火后盛出煮好的汤料，装入碗中即可。

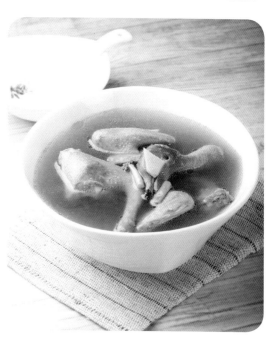

# 牛蒡山药鸡汤

 杀菌消炎、滋补强身

● 原料　鸡块350克，山药120克，牛蒡100克，胡萝卜60克

● 调料　盐3克，鸡精2克，姜片少许

● 做法

①将牛蒡、山药洗净去皮，切小块；胡萝卜洗净，切滚刀块；鸡块洗净。

②向锅中注入适量清水烧开，倒入洗净的鸡块，用大火煮沸，撇去浮沫，捞出，沥干备用。

③向砂锅中注入适量清水烧开，撒上姜片，倒入鸡块、胡萝卜块、牛蒡、山药，煮沸后用小火煮约15分钟，至食材熟透，加入盐、鸡精，调味即可。

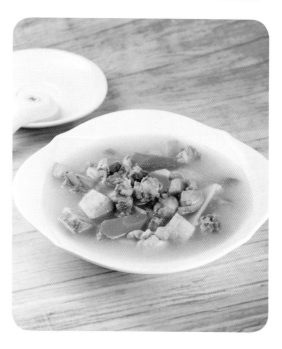

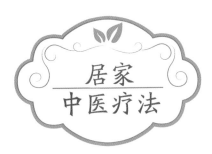

居家
中医疗法

中西医结合治疗宫外孕有较好的疗效。下面就为大家介绍三种中医疗法——艾灸法、按摩法以及敷贴法的具体操作方法。

##  艾灸足三里穴

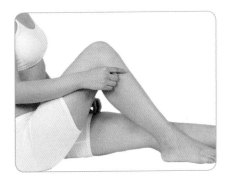

●**取穴方法** 足三里穴取穴时，由外膝眼向下量4横指，在腓骨与胫骨之间，由胫骨旁量1横指，该处即是。

●**操作方法** 每晚将艾条点燃，在足三里穴上悬灸3～5分钟，至局部红晕、发热，可每日施灸。

●**功效** 扶助正气，对于宫外孕术后增强身体抵抗力有很好的疗效。

##  按摩三阴交穴

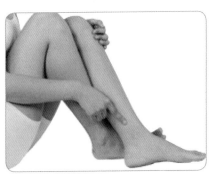

●**取穴方法** 三阴交穴位于小腿内侧，足内踝尖上3寸，胫骨内侧缘后方；正坐屈膝成直角，取穴。

●**按摩方法** 拇指指腹反复按压2～3分钟，力度以酸胀为度，对缓解术后血虚有一定的效果。

●**功效** 补血要穴，对妇科疾病很有疗效。

##  四味中药敷贴法

●**材料** 大黄30克，泽兰30克，三棱10克，薄荷20克，纱布适量，酒适量

●**操作方法** 将大黄、泽兰、三棱、薄荷混合均匀，研成细末，加适量酒调匀，贴于腹痛最甚处，每日1次。

●**功效** 行气，活血化瘀，对宫外孕术后患者有很好的止痛效果。

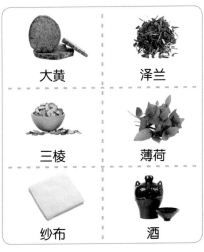

| 大黄 | 泽兰 |
| --- | --- |
| 三棱 | 薄荷 |
| 纱布 | 酒 |

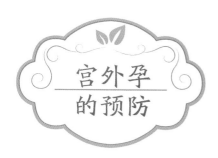

宫外孕
的预防

如何预防宫外孕？宫外孕是一种比较危险的妇科疾病，严重影响女性的生命健康安全，而日常生活中导致宫外孕的原因有很多，女性应多了解关于宫外孕的知识，了解宫外孕的原因，尽早预防，这样更有利于做好宫外孕的防治工作。

## 及时治疗生殖系统疾病

炎症是造成输卵管狭窄的罪魁祸首，人工流产等宫腔操作更是增加了炎症和子宫内膜进入输卵管的几率，进而导致输卵管粘连狭窄，增加宫外孕的可能性。如果输卵管发育不良或畸形发育，如输卵管螺旋状等，都会妨碍受精卵进入子宫腔。此外，输卵管结扎后再次接通的女性，受精卵很有可能被阻拦在再接通的狭窄处，进而形成宫外孕。另外，子宫内部有巨大肿瘤或卵巢囊肿的女性，由于受到肿物的挤压和牵引，子宫和输卵管发生移位，出现形态上的变化，从而阻碍受精卵的正常着床，也容易诱发宫外孕。

## 注意卫生

女性要注意经期、产期和产褥期的卫生，防止生殖系统的感染。女性在停经后要尽早明确妊娠位置，及时发现异位妊娠。

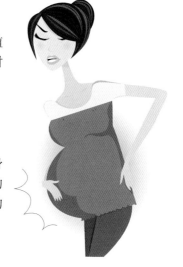

## 科学避孕、怀孕

选好怀孕时机，做好避孕工作。选择双方心情和身体状况俱佳的时机怀孕。多次人流会大大增加宫外孕的发病几率。如暂不考虑做母亲，就要做好避孕。良好的避孕可从根本上杜绝宫外孕的发生。

## 养成良好的生活习惯

女性要养成良好的生活作息习惯，不抽烟不喝酒。尼古丁和酒精对孕妇及胎儿都有不良的影响。烟草中的尼古丁会改变输卵管的纤毛运动，引起体内免疫功能低下，使输卵管等盆腔组织发生感染。长期饮酒或突然大量喝酒的妇女，其输卵管腔容易变得狭窄，纤毛摆动功能降低，输卵管壁的蠕动性变差，这种内环境也不利于受精卵到子宫内正常着床。

# 葡萄胎

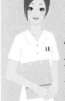

葡萄胎是指妊娠后胎盘绒毛滋养细胞增生，间质高度水肿，形成大小不一的水泡，水泡间相连成串，形如葡萄，亦称水泡状胎块。葡萄胎分为完全性葡萄胎和部分性葡萄胎。葡萄胎的真正发病原因不明，可能与营养状况及年龄有关。葡萄胎可发病于育龄期任何年龄的女性，但多见于20～40岁之间的女性。

**症状**

①完全性葡萄胎：停经后阴道流血，多数患者在停经2～4个月发生不规则阴道流血。开始时量少，以后逐渐增多，且反复大量流血，腹痛并不明显。在孕24周前即可发生高血压、水肿、蛋白尿等现象。

②部分性葡萄胎：可见完全性葡萄胎的大多数症状，但程度较轻。主要可见停经后阴道流血，子宫小于停经月份。常通过刮宫标本的组织检查确诊。

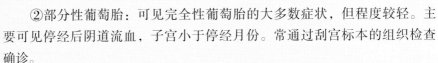

**病因**

①营养因素：葡萄胎多见于食米国家，因此认为与营养有关，胚胎血管形成时期叶酸缺乏，就会影响胸腺嘧啶合成，从而导致胚胎死亡及胎盘绒毛中的血管缺乏；饮食中胡萝卜素的消耗低，发生葡萄胎的危险性增加；维生素A缺乏地区的葡萄胎发病率增加；葡萄胎组织中的微量元素锌、硒的含量下降。

②感染因素：有些学者认为葡萄胎与病毒感染有关，但至今未找出真正的证据。

③内分泌失调：葡萄胎的发生与卵巢功能不健全或已衰退有关，故多见于20岁以下以及40岁以上妇女。动物实验证明，怀孕早期切除卵巢，可使胎盘产生水泡样变，因而认为雌激素不足可能是葡萄胎的原因。

④孕卵缺损：可能与卵子本身发育异常有关。

**危害**

①大出血：如未及时诊断处理，可发生大出血甚至死亡。

②阴道流血和腹痛：反复阴道流血可引发上行性感染，出现阴道流出异物，或子宫反复出血感染腹痛。妊娠剧烈呕吐导致酸碱平衡失调，内环境紊乱。

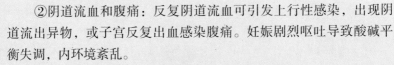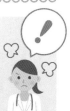

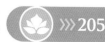
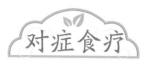

# 西洋参瘦肉汤

 滋阴强身、滋补身体

- **原料** 猪瘦肉90克，西洋参6克，枸杞少许

- **调料** 盐、鸡粉各少许，料酒4毫升

- **做法**

①将猪瘦肉洗净，切成肉丁；西洋参、枸杞分别清洗干净。

②向砂锅中注入清水，烧开，放入西洋参、猪瘦肉丁、料酒，煮沸后转小火炖煮约20分钟，至食材熟软，加入盐、鸡粉，拌匀调味，续煮片刻，至汤汁入味。

③关火后盛出煮好的瘦肉汤，装入汤碗中，撒上备好的枸杞即可。

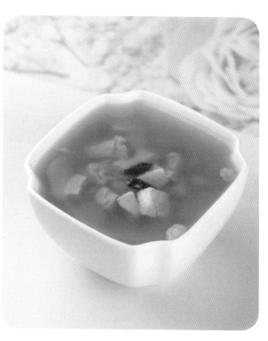

# 姬松茸山药排骨汤

 强筋健骨、清热解毒

- **原料** 排骨段300克，水发姬松茸60克，山药150克

- **调料** 盐、鸡粉各2克，料酒10毫升，胡椒粉适量，姜片、葱段各少许

- **做法**

①将山药去皮洗净切块；排骨段洗净，氽水。

②砂锅中注入清水，烧开，放入姜片、姬松茸、排骨、料酒、山药块，轻轻搅匀，煮沸后用小火煮1分钟，至食材熟软，撇去浮沫，加入适量盐、鸡粉、胡椒粉，搅匀调味，略煮片刻至食材入味，撒上葱花即可。

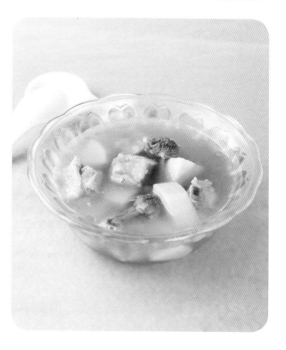

清热利尿、安神除烦

# 莴笋蘑菇

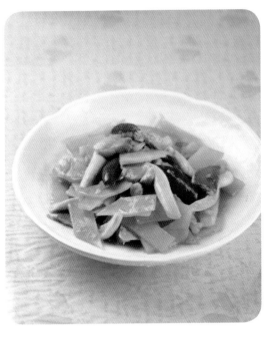

- **原料**　莴笋120克，秀珍菇60克，红椒15克

- **调料**　盐、鸡粉各2克，水淀粉、食用油各适量，姜末、蒜末、葱末各少许

- **做法**

①将莴笋洗净去皮，切成片；秀珍菇、红椒洗净，切成小块。

②用油起锅，倒入姜末、蒜末、葱末，爆香，放入秀珍菇，拌炒片刻，倒入莴笋、红椒，翻炒均匀，加入少许清水，炒匀，至全部食材熟软。

③放入适量盐、鸡粉，拌炒均匀，再倒入少许水淀粉，勾芡，炒匀即可。

补充营养、增强免疫力

# 肉末胡萝卜炒青豆

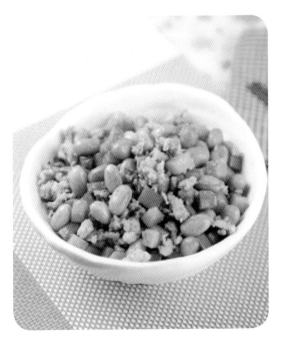

- **原料**　肉末90克，青豆90克，胡萝卜100克

- **调料**　盐3克，鸡粉少许，生抽4毫升，食用油适量，姜末、蒜末、葱末各少许

- **做法**

①将胡萝卜洗净，切成粒；青豆洗净；向锅中注水烧开，倒入胡萝卜粒、青豆，煮约1分30秒，捞出备用。

②用油起锅，倒入肉末，快速翻炒至其松散，待其色泽变白时倒入姜末、蒜末、葱末，翻炒片刻，再淋入少许生抽，翻炒片刻，倒入焯煮过的胡萝卜、青豆，用中火翻炒匀，转小火，调入盐、鸡粉，炒至熟即可。

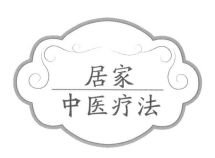

居家
中医疗法

葡萄胎一经确诊后，应即刻予以清除。清除葡萄胎时应注意预防出血过多、子宫穿孔及感染，并应尽可能减少以后恶变的机会。对于葡萄胎首选的还是西医的手术治疗，中医治疗可辅助。

## 艾灸三阴交穴

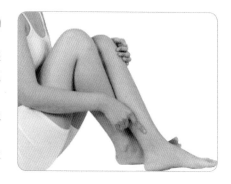

●**取穴方法** 三阴交穴位于小腿内侧，当足内踝尖上约10厘米，胫骨内侧缘后方；正坐屈膝成直角，取穴。

●**操作方法** 治疗时，将艾条置于距离穴位约2厘米的空中熏烤，以局部皮肤有灼热感为度。每日1次，每穴15～20分钟，可以艾灸10天，休息一两天。

●**功效** 对妇科疾病很有疗效。

## 艾灸足三里穴

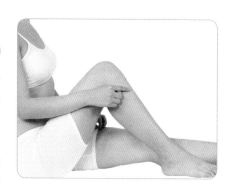

●**取穴方法** 足三里穴取穴时，由外膝眼向下量4横指，在腓骨与胫骨之间，由胫骨旁量1横指，该处即是。

●**操作方法** 将艾条点燃，靠近足三里穴熏烤，艾条距穴位约3厘米，如局部有温热舒适感觉就固定不动，每次灸10～15分钟，以灸至局部稍有红晕为度，隔日施灸1次，每月灸10次即可。

●**功效** 能提高机体的免疫能力。

## 艾灸关元穴

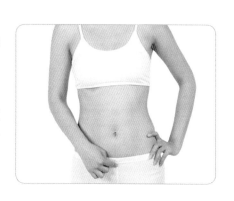

●**取穴方法** 关元穴在下腹部，前正中线上，当脐中下约10厘米。

●**操作方法** 将艾条点燃，靠近关元穴熏烤，距穴位约3厘米，如有温热舒适感觉就固定不动15分钟，以灸至局部稍有红晕为度，隔日施灸1次。

●**功效** 培元固本，降浊升清。

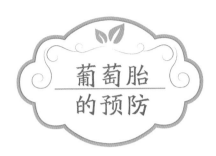

## 葡萄胎的预防

近年来葡萄胎的发病率呈逐年上升趋势，那么葡萄胎要如何预防呢？看了下面的内容，相信你就明白了。

### 不要过早或过晚妊娠

年龄在20岁以下的女性，以及40岁以上怀孕的女性，其葡萄胎的发病率是21~35岁女性的5~9倍。而40岁以上的女性比20岁以下的女性危险性更高。在妊娠史方面，有两次以上连续自然流产的女性，比正常的女性危险性更高，也就是说，连续自然流产的女性比较容易患上葡萄胎。

### 及时检查、治疗

恶性葡萄胎经过治疗，一般愈后良好，但日后仍有复发或者癌变的可能。患者至少在2年内需要采取有效的避孕措施。最初半年应每月复查一次。如发生不规则阴道流血、咯血、头痛或其他不适时，应立即到医院检查。检查时应注意子宫是否恢复良好，阴道及外阴有无紫蓝色结节、胸透（最好胸部拍片）有无阴影存在。妊娠试验已转阴复诊中又转阳者，如非妊娠，应高度怀疑恶变；如原尿阳性，稀释试验已转阴性，复诊中稀释试验又转阳性，尤其是稀释度增高者，亦应高度怀疑恶变。

### 营养均衡，心情愉悦

要注意日常生活的饮食均衡，多食新鲜的蔬菜，此外，饮食要丰富，应有足够的热量和蛋白质，丰富的维生素且低脂肪、低糖，以易消化易吸收为原则。避免咖啡、烟、酒等带来的不良影响。加强体育锻炼，坚持科学合理的作息时间，保证充足的睡眠，不要熬夜，长期熬夜容易导致内分泌紊乱，久而久之诱发疾病。同时要保持积极乐观的心态，良好的心态是预防疾病的关键。

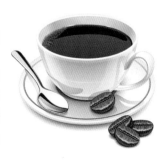

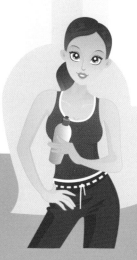

# Part 7

女性性病，并不是羞于启齿的秘密

## 常见女性性病的防治与食疗

　　性病，传统观念是指通过性交行为传染的疾病，主要病变发生在生殖器部位。包括梅毒、淋病、软下疳、性病性淋巴肉芽肿和腹股沟肉芽肿五种，曾被称为"花柳病"。性病临床表明其诱因很多：病毒、病菌、真菌和寄生虫等因素。如今也开始用性传播感染来代替性传染疾病，前者的范围较广，一个人可能受到感染，甚至有可能感染给其他人，但本身没有任何疾病的症状。性病是危害人类最严重、发病最广泛的一种传染病，它不仅危害个人健康，也殃及家庭，遗害后代，同时还危害社会。

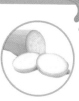

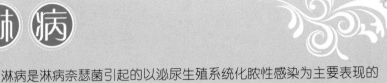

淋病是淋病奈瑟菌引起的以泌尿生殖系统化脓性感染为主要表现的性传播疾病。在性传播疾病中，淋病是目前世界上发病率最高的性传播疾病。淋菌为革兰氏阴性双球菌，呈肾型，成双排列，离开人体不易生存，一般消毒剂容易将其杀灭。多发生于青年男女，通过性交发生；也可通过患者污染过的用品间接传播；新生儿可通过母亲产道感染。

**症状**

通常在感染后经3～5天的潜伏期后，会出现尿道炎、宫颈炎、尿道旁腺炎或前庭大腺炎及直肠炎等病症，其中以宫颈炎最常见。70%的女性淋病患者存在尿道感染。虽然症状轻微，但有时突然会很严重，伴有尿痛、尿频和阴道分泌物。如果急性淋病未合理治疗可转为慢性。表现为下腹坠胀、腰酸背痛、白带较多等。子宫颈和较深部位的生殖器官是最常被感染的部位，其次依次为尿道、直肠、尿道旁腺管和前庭大腺。子宫颈可发红变脆，伴有黏液脓性或脓性分泌物。压迫耻骨联合时，可从尿道、尿道旁腺管或前庭大腺挤出脓液。输卵管炎是常见的并发症。

**病因**

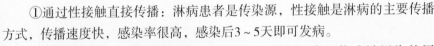

①通过性接触直接传播：淋病患者是传染源，性接触是淋病的主要传播方式，传播速度快，感染率很高，感染后3～5天即可发病。

②间接传染：主要是接触病人含淋病双球菌的分泌物或被污染的用具，如毛巾、衣被，甚至于厕所的马桶圈等均可传染，特别是女性（包括幼女），因其尿道和生殖道短，很易感染。

**危害**

①通过接触传染给家人：尤其孕妇、胎儿及儿童容易染上，一旦感染易导致流产或胎儿和儿童感染。

②引发排尿障碍或尿潴留：排尿时感到尿道灼热或轻度刺痛，常可见终末血尿。尿液一般透明，但可见淋菌丝浮游于其中。尿道口红肿、灼痛、流黏脓液等。

③诱发不孕不育症：女性感染到宫颈、子宫内膜，输卵管等器官，会引起输卵管炎、输卵管堵塞，导致不孕。

④其他并发症：淋球菌可经血行播散，引起关节炎、肝炎，严重的可危及生命。

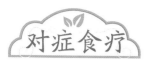

# 白芍甘草瘦肉汤

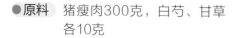 养血止血、清热解毒

- **原料** 猪瘦肉300克，白芍、甘草各10克
- **调料** 盐、鸡粉各2克，料酒8毫升，姜片、葱花各少许
- **做法**

①将猪瘦肉洗净，切成丁；药材洗净。

②取一干净的砂锅，往砂锅注入适量清水，用大火烧开，放入白芍、甘草、姜片、猪瘦肉丁，搅散开，淋入料酒，拌匀，烧开后小火炖30分钟至药材的药性释放，放入盐、鸡粉，拌匀调味。

③关火，将煮好的汤料盛入汤碗中，撒上葱花即可。

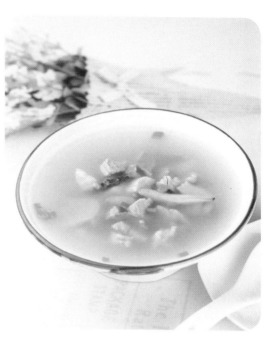

# 莲子心冬瓜汤

 消炎杀菌、清心泻火

- **原料** 冬瓜300克，莲子心6克
- **调料** 盐2克，食用油少许
- **做法**

①将冬瓜洗净去皮，切成小块；莲子心洗净。

②取一干净的砂锅，往砂锅中注入适量清水，用大火烧开，倒入切好的冬瓜、莲子心，烧开后用小火煮20分钟，至食材熟透，放入适量盐，搅拌均匀调味，再加入适量食用油，搅拌均匀。

③将煮好的汤料盛出，装入碗中，稍晾凉即可食用。

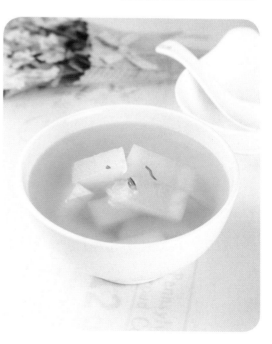

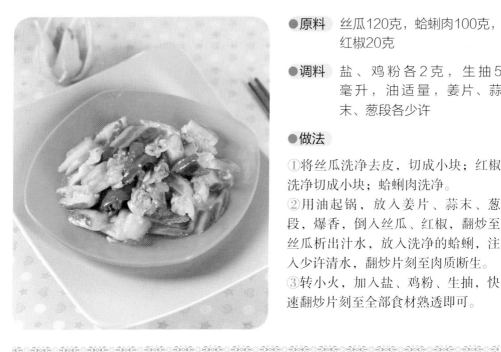

**滋阴润燥、利尿消肿**

# 丝瓜炒蛤蜊肉

● **原料** 丝瓜120克，蛤蜊肉100克，红椒20克

● **调料** 盐、鸡粉各2克，生抽5毫升，油适量，姜片、蒜末、葱段各少许

● **做法**

①将丝瓜洗净去皮，切成小块；红椒洗净切成小块；蛤蜊肉洗净。

②用油起锅，放入姜片、蒜末、葱段，爆香，倒入丝瓜、红椒，翻炒至丝瓜析出汁水，放入洗净的蛤蜊，注入少许清水，翻炒片刻至肉质断生。

③转小火，加入盐、鸡粉、生抽，快速翻炒片刻至全部食材熟透即可。

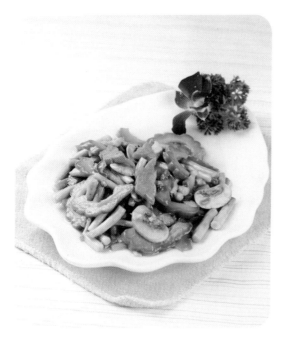

**清热解毒、降压抗炎**

# 双菇炒苦瓜

● **原料** 茶树菇100克，苦瓜120克，口蘑70克，胡萝卜片少许

● **调料** 生抽、水淀粉各3毫升，盐、鸡粉各2克，食用油、姜片、蒜末各适量

● **做法**

①将茶树菇洗净，切成段；苦瓜、口蘑洗净，切成片。

②向锅中注水烧开，倒入苦瓜、茶树菇、口蘑、胡萝卜片，略煮片刻，捞出备用。

③用油起锅，放入姜片、蒜末爆香，倒入食材，翻炒均匀，放入生抽、盐、鸡粉调味，淋水淀粉勾芡即可。

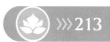
# 醋香蒸茄子

 散血止痛、去痢利尿

- **原料** 茄子200克
- **调料** 盐2克，生抽5克，陈醋5毫升，香油2毫升，食用油适量，蒜末、葱花各少许

● **做法**

①将茄子洗净，切成条，放入盘中，摆放整齐。

②将蒜末倒入碗中，加入适量盐、生抽、陈醋、香油，拌匀，制成味汁，浇在茄子上。

③把加工好的茄子放入烧开的蒸锅中，用大火蒸10分钟至熟透，取出蒸好的茄子，趁热撒上葱花，浇上少许热油即可。

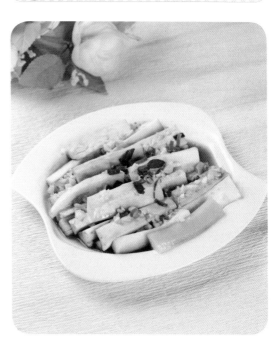

# 香菇苋菜

 消炎杀菌、清热解毒

- **原料** 鲜香菇50克，苋菜180克
- **调料** 盐、鸡粉各2克，料酒、水淀粉、食用油各适量，姜片、蒜末各少许

● **做法**

①将香菇洗净，切成片，装入盘中，备用；苋菜洗净。

②用油起锅，放入姜片、蒜末，爆香，倒入香菇，淋入适量料酒，炒香，倒入洗净的苋菜，炒至熟软。

③加入适量盐、鸡粉，炒匀调味，淋适量水淀粉勾芡，炒匀即可。

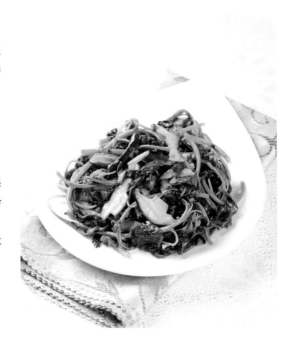

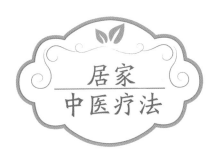

居家
中医疗法

对于淋病，中医中药只能作为治疗的辅助措施，在西医治疗的同时加以中药的熏洗等。但是决不可将其当作主要治疗手段，忽视抗菌治疗，否则只会贻误病情，造成本病迁延不愈。

##  苦参野菊花方

● **材料** 苦参30克，野菊花30克，金银花20克，黄柏20克

● **操作做法** 上述诸药洗净，加入适量水煎煮，将煎好的药汤倒入专用的盆中，先熏蒸，待温度适中后坐浴。一般每天熏洗1～3次，每次20～30分钟。其疗程视疾病而定，以病愈为准。

● **功效** 祛湿止痒。

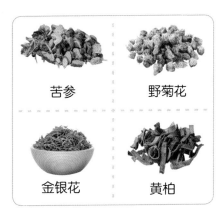

| 苦参 | 野菊花 |
| 金银花 | 黄柏 |

## 土茯苓地肤子方

● **材料** 土茯苓、地肤子、苦参、芒硝各30克

● **操作做法** 上述诸药洗净，加入适量水进行煎煮，将煎好的药汤倒入专用的盆中，先熏蒸，待温度适中后坐浴。每天熏洗1～3次，每次20～30分钟。其疗程视疾病而定，以病愈为准。

● **功效** 清热解毒，止痒。

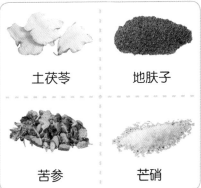

| 土茯苓 | 地肤子 |
| 苦参 | 芒硝 |

##  四味中药熏洗

● **材料** 鱼腥草60克，黄柏12克，明矾5克，乌梅3个

● **操作做法** 上述诸药洗净，加入适量水煎煮，将煎好的药汤倒入专用的盆中，先熏蒸，待温度适中后坐浴。每日2次，每次30分钟。用于治疗急性淋病。

● **功效** 清热解毒。

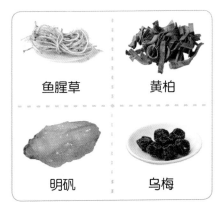

| 鱼腥草 | 黄柏 |
| 明矾 | 乌梅 |

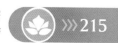
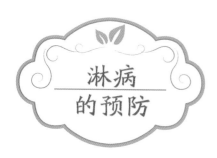

淋病的发病率居我国性传播疾病第二位，患者逐年呈直线增多，但是只要在日常生活中，做到洁身自好，注意个人卫生，淋病是可以预防的。

##  做好床边隔离工作

急性淋病要嘱病人卧床休息，做好床边隔离工作。病人用过的生活用品要严格消毒，接触过用品的污染手要用消毒液浸泡消毒等，防止交叉感染。治疗结束后连续3次检查淋菌阴性方能确定为治愈。

##  自行消毒，积极治疗

病人要学会自行消毒隔离的方法，病人的内裤、浴盆、毛巾应煮沸消毒5~10分钟，所接触的物品及器具都要经过消毒，方能再次使用。认真做好病人性伴侣的随访工作，及时进行检查和治疗，并且性伴侣也要积极配合治疗。

##  进行健康教育

进行健康教育，宣传性传播知识，避免非婚性行为。提倡安全性行为，推广使用安全套。

## 养成良好的生活习惯

养成良好的生活习惯，饭前便后要洗手，勤洗澡，勤换内衣裤，毛巾用后尽量拧干。不和他人公用毛巾、脸盆、浴盆等，以免引起淋病的出现。

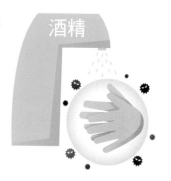

酒精

##  远离传染源

去公共场所活动时，要采取简易有效的隔离措施，如去公共场所使用坐式马桶，尽量不要坐在上面或事先在马桶圈上垫一张纸。去公共浴池洗澡或游泳池游泳，要把自己的衣裤装进自带的袋子或用报纸包好后再放进公共衣柜里。这些都是较为常见的引起淋病的传播源。

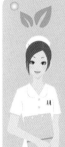

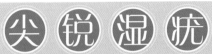

# 尖锐湿疣

尖锐湿疣是由人乳头状病毒引发的发生于皮肤与黏膜交界处的尖头疣瘤良状病变。是一种性传播疾病，大多发生于18～50岁的中青年人。大约经过半个月至8个月，平均为3个月的潜伏期后发病。外阴部炎症或外阴部长期分泌物刺激及妊娠期外阴组织疏松，均可促使本病发展。

##  症状

女性多见于大小阴唇、后联合、前庭、阴蒂、宫颈和肛周。偶可见于阴部及肛周以外的部位，如腋窝、脐窝、口腔、乳房和趾间等。最初的症状为小而柔软的淡红色丘疹，针帽或米粒大，逐渐增大，且数量逐渐增多，成为乳头瘤样、菜花样、鸡冠样或蕈样的赘生物，表面高低不平，质地柔软。若不及时治疗，疣体将逐渐增大，有的呈现大的菜花状，基底有蒂；有的彼此融合，成为大块状，淡灰色，表面呈乳头瘤状，可以有糜烂、溃疡、分泌物，因继发感染可致恶臭。患者一般无自觉症状。有些尖锐湿疣患者在发病期间，产生白色、污秽色或者红色的分泌物常浸润在疣体的表面，对女性患者的生活产生很大的不便。

##  病因

尖锐湿疣最主要的发病原因是性接触，少部分患者可因接触病人使用过的物品传播而发病。有些孕妇在分娩过程中，可通过产道传播引发婴儿的喉乳头状瘤病等。

##  危害

尖锐湿疣对人体健康的损害是多方面的。感染尖锐湿疣后如果不及时发现并彻底治疗，可损害生殖器官，导致不孕。夫妇中的一方由于某种原因而感染上尖锐湿疣，可通过夫妻间的性生活传染给对方。家中的孩子或是通过母婴途径传播，或是通过日常生活的接触而被感染。该病易复发，易传染，拖久易癌变。倘若没有接受有效的治疗，病情没有得到有效的控制，随着尖锐湿疣病症的不断加重，以及身体免疫力不断下降，则经常性感冒、体乏困息、老年痴呆、恶性贫血、淋病、皮肤病、胃病、肠炎等各种疾病都会不约而同地找上门来，严重时甚至会引起肾衰竭，威胁生命。

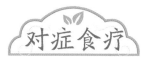

# 蒜泥拌海蜇丝

 清热解毒、降压消肿

- **原料** 海蜇皮400克，大蒜30克，胡萝卜20克，彩椒20克

- **调料** 盐、鸡粉各2克，葱花、醋、食用油各适量

- **做法**

①将海蜇皮洗净切丝；胡萝卜洗净去皮，切丝；彩椒洗净，去籽，切成丝；大蒜去皮切末。

②向锅中注入清水烧开，放入海蜇丝、胡萝卜丝、彩椒丝，用中火煮至其熟透后捞出，沥干水分，

③放入盘中，加入大蒜末、盐、鸡粉、醋、食用油，搅拌均匀即可。

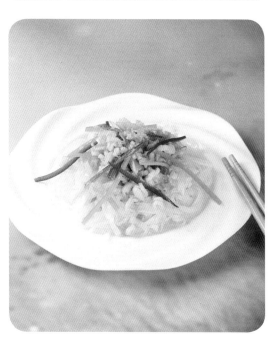

# 桃仁黄芪粥

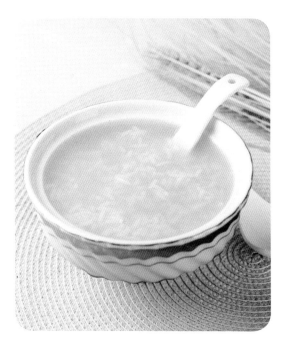 清热消炎、行血化瘀

- **原料** 桃仁30克，水发大米80克，黄芪20克

- **做法**

①将大米、黄芪、桃仁洗净；取一干净的砂锅，往砂锅中注入适量清水，用大火烧开，放入黄芪、桃仁，烧开后用小火煮约20分钟，至药材析出有效成分。

②捞出黄芪和桃仁，倒入大米，拌匀，煮沸后用小火煮约30分钟，至米粒熟软，略微搅拌片刻，再用大火续煮片刻。

③关火后盛出煮好的桃仁黄芪粥，装入碗中即可。

**清热解毒、凉血消肿**

# 冬瓜薏米车前草汤

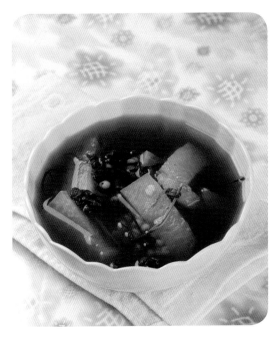

● **原料** 冬瓜90克，薏米55克，车前草7克

● **调料** 盐2克

● **做法**

①将冬瓜洗净去皮，切成小块，装入盘中，备用；薏米洗净，浸泡半小时；车前草洗净。

②取一干净的砂锅，往砂锅中注入清水，放入泡发好的薏米、车前草，搅拌均匀，烧开后用小火煮20分钟，至薏米熟软，放入冬瓜，用小火煮15分钟，至全部食材熟透，放入适量盐，搅匀煮沸。

③把汤料盛出，装入碗中即可。

**消炎止痛、抗菌抗毒**

# 苍术黄柏瘦肉汤

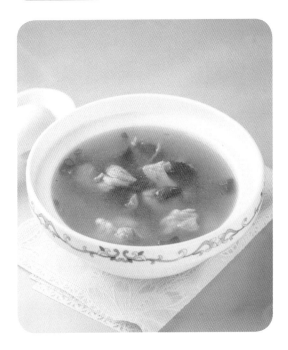

● **原料** 苍术10克，黄柏7克，枸杞5克，猪瘦肉100克

● **调料** 盐适量，葱花适量

● **做法**

①将猪瘦肉洗净，切片；枸杞、苍术、黄柏洗净。

②取一干净的砂锅，往砂锅中注入适量清水，用大火烧开，放入苍术、黄柏，搅散，煮沸后用小火煮约5分钟，至其析出有效成分，放入切好的瘦肉、枸杞，续煮至食材熟透，搅拌片刻，加入适量盐，搅拌至入味。

③关火后，盛出煮好的苍术黄柏瘦肉汤，装入碗中，撒上葱花，趁热饮用即可。

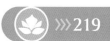

# 西红柿烩花菜

 清热解毒、凉血平肝

- **原料** 西红柿100克，花菜140克

- **调料** 盐4克，鸡粉2克，番茄酱
  10克，水淀粉5毫升，油适
  量，葱段少许

- **做法**

①将花菜洗净，切成小块；西红柿洗
净，切成块，备用。

②向锅中注水烧开，倒入花菜，煮1
分钟，至其八成熟，捞出备用。

③用油起锅，倒入西红柿，翻炒片
刻，放入花菜，炒匀，倒入适量清
水，加入盐、鸡粉、番茄酱，翻炒
匀，煮1分钟，至食材入味，用大火
收汁，倒入适量水淀粉勾芡，放入葱
段，快速翻炒均匀即可。

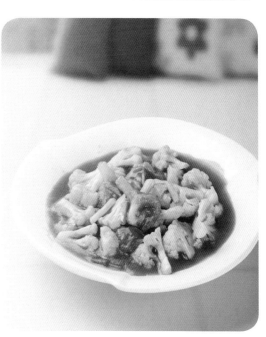

# 洋葱芦笋烩甜椒

 增强免疫力、抑菌抗炎

- **原料** 芦笋100克，口蘑80克，彩
  椒80克，洋葱50克

- **调料** 盐3克，鸡粉2克，蚝油7
  克，水淀粉、油各适量，姜
  片、蒜末、葱段各少许

- **做法**

①将口蘑洗净，切成片；去皮洗净的
洋葱切成小块；彩椒洗净，切成小
块；芦笋洗净，切成段。

②向锅中注水，烧开，倒入口蘑片、
芦笋、彩椒块，煮至断生后捞出备用。

③用油起锅，放入姜、蒜、葱，爆
香，倒入洋葱块，炒香，再放入焯过
水的食材，翻炒匀，放入蚝油、盐、
鸡粉，炒匀，倒入水淀粉勾芡即可。

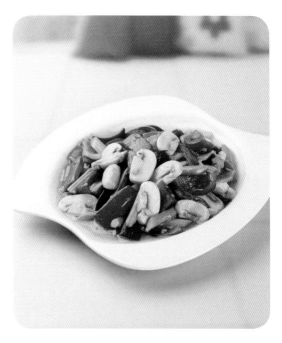

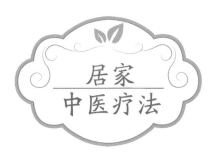

居家
中医疗法

尖锐湿疣是一种非常常见的性传染疾病，这种疾病的危害性很大，而且治疗困难。由于它有着很强的传染性，所以也给患者以及家属的生活造成了非常严重的困扰。下面就为大家介绍一些中医在治疗尖锐湿疣上的方法。

##  六味中药熏洗

●**材料** 虎杖30克，龙胆草30克，大黄30克，赤芍20克，莪术30克，紫草30克

●**操作方法** 将上述药材洗净，加清水适量，浸泡5～10分钟，煎水取汁，水煎成2000毫升，放入患者专用浴盆中，微湿擦洗疣体15～20分钟，每天2次。

●**功效** 清热泻火，止痒。

## 中药熏洗方

●**材料** 板蓝根、大青叶各50克

●**操作方法** 将上述药材洗净，加清水适量，浸泡5～10分钟，煎汁，水煎成2000毫升，放入专用盆中，擦洗病变部位，每日3次。适用于长在皮肤表面或黏膜暴露部位的疣。

●**功效** 具有解毒、除湿、止痒的作用。

## 大青叶板蓝根方

●**材料** 大青叶20克，板蓝根20克，苍术10克，红花10克，蛇床子15克

●**操作方法** 以上药材煎水2000毫升，浸泡患处，每日2次，每次20分钟。

●**功效** 疏风清热，解毒散结。

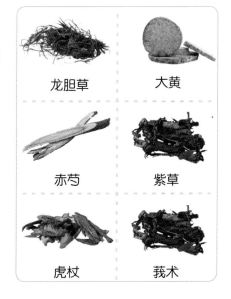

龙胆草　　　　大黄

赤芍　　　　紫草

虎杖　　　　莪术

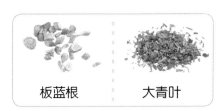

板蓝根　　　　大青叶

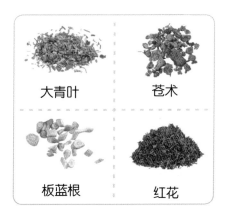

大青叶　　　　苍术

板蓝根　　　　红花

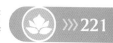
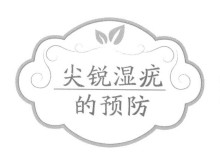

# 尖锐湿疣的预防

加强对尖锐湿疣的认识，加强对它的预防。预防的措施不只是患病前，在患病的同时也要进行预防，以免对身边的人造成伤害。

## 防止接触传染

尽量不使用别人的内衣、泳装及浴盆。在公共浴池提倡淋浴，沐浴后不要直接坐在浴池的坐椅上。在公共厕所尽量使用蹲式马桶，如果是坐式马桶，要用纸巾垫在马桶上。不在人多、消毒不严的游泳池游泳。

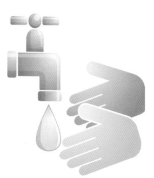

## 坚决杜绝婚外性行为

尖锐湿疣患者中70%是通过性接触染病的。家庭中一方染病，通过性生活会传染配偶，还有可能通过密切的生活接触传给家中其他人，既带来了生理上的痛苦，又造成家庭不和，背负精神压力。

## 警惕毒品使用者

很多吸毒人员都患有性病，要避免接触吸毒人员穿过的衣物和接触过的东西，不要与其共同使用卫生间，不共同使用衣物等用品，勤洗手和消毒。

## 配偶患病后禁止性生活

如果配偶仅进行了物理治疗，虽然外阴部可见的尖锐湿疣消失了，但患者仍带有人乳头瘤病毒，还应该接受口服药及外洗药的综合治疗，疗后复查。在此期间的性生活，可使用避孕套进行防护。

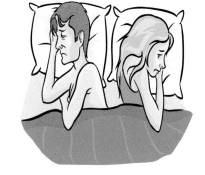

## 注意个人卫生

每日清洗外阴、换洗内裤，个人的内裤单独清洗。即使家庭成员间也应该做到一人一盆，毛巾分用。

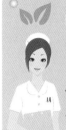
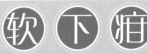 软 下 疳

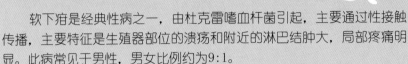

软下疳是经典性病之一，由杜克雷嗜血杆菌引起，主要通过性接触传播，主要特征是生殖器部位的溃疡和附近的淋巴结肿大，局部疼痛明显。此病常见于男性，男女比例约为9∶1。

**症状**

软下疳多由不洁性交引起，潜伏期短则2～5天，长则20～30天。初起为小红斑或丘疹，很快发生脓疱破溃而形成疼痛性溃疡，溃疡多为圆形或椭圆形，边缘不整齐，可呈锯齿状，周围有炎性红晕，溃疡底部为血管丰富的肉芽肿性组织，有触痛，易出血，单个溃疡大小为3～20厘米不等。破溃后形成一个或多个浅溃疡，其底部软无硬结，周围组织水肿，有明显的疼痛和压痛。常引起腹股沟淋巴结肿胀，但极少形成化脓。

**病因**

中医对软下疳的认识是比较早的，归纳起来为湿热之邪和毒热之邪伤及肝脉，致使气血失和。杜克雷氏嗜血杆菌是一种革兰氏阴性、无芽孢杆菌、兼性厌氧菌，对二氧化碳亲和性强。在溃疡面脓液中的菌体为链锁状、双球菌状、大球菌、棒状等多形性。杜克雷嗜血杆菌对热敏感，在65℃便很快死亡，用煮沸消毒法则可达到杀菌的目的。

**危害**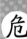

①被感染者的阴部于数日内发生痛性坏死性溃疡，常常伴有腹股沟淋巴结肿大。

②若治疗不及时易患软下疳性淋巴结炎：由于淋巴管炎或淋巴结炎，淋巴液长期不能顺利回流，在松软的组织中淤积，形成阴囊阴唇橡皮肿。

③继发感染：在感染软下疳的同时少数病人还会继发感染梅毒和性病性淋巴肉芽肿等，此时可发生混合性下疳，往往难以治疗。

④引起一系列的炎症：如盆腔炎、阴道炎等等，严重时会使生殖器官受损，怀孕的妇女若是感染上软下疳可能会导致婴儿畸形以及流产等。

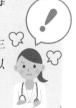

# 芥蓝炒冬瓜

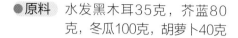

清热解毒、灭菌消炎

● 原料　水发黑木耳35克，芥蓝80克，冬瓜100克，胡萝卜40克

● 调料　盐4克，鸡粉2克，料酒4毫升，水淀粉、食用油各适量，姜片、蒜末各少许

● 做法

①将胡萝卜、冬瓜洗净去皮，切片；黑木耳洗净切片；芥蓝洗净，切段。

②向锅中注水烧开，放入胡萝卜、木耳、芥蓝，煮至断生，捞出备用。

③用油起锅，放入姜片、蒜末爆香，倒入焯好的食材，翻炒匀，放入盐、鸡粉，淋入料酒，炒匀，倒入适量水淀粉，勾芡炒匀即可。

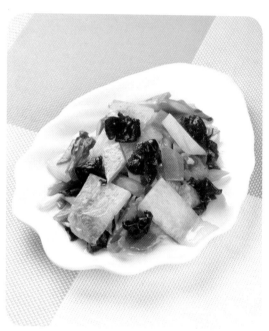

# 糖醋西瓜翠衣

清热解毒、消炎抗菌

● 原料　西瓜皮300克，枸杞少许

● 调料　盐2克，白糖4克，米醋4毫升，香油2毫升，蒜末少许

● 做法

①将西瓜皮洗净，切成丝；枸杞用清水洗净，备用。

②把西瓜皮装入碗中，放入蒜末、盐、白糖，淋入米醋，搅拌均匀，倒入香油，拌匀调味。

③将食材盛出，装入盘中，放上枸杞装饰即可食用。

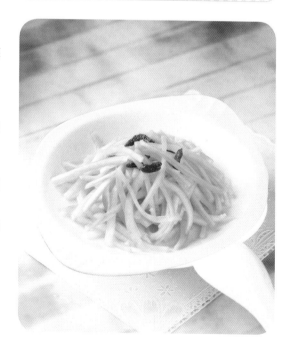

清热抗毒、滋阴凉血

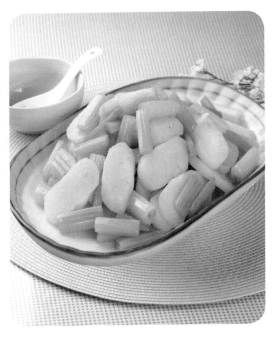

# 芹菜烧荸荠

● 原料　芹菜梗90克，荸荠肉120克

● 调料　盐2克，生抽3毫升，水淀粉、食用油各适量

● 做法

①将芹菜梗洗净，切成小段；荸荠肉洗净，切成片。

②向锅中注入清水，烧开，加入荸荠肉，略微搅拌片刻，放入芹菜段，拌匀，再煮约半分钟，至食材断生后捞出，沥干水分，备用。

③用油起锅，倒入食材，用大火翻炒片刻，加入盐、生抽，调味，再淋入水淀粉，勾芡，炒至食材熟软、入味即可。

 清热解毒、滋阴消炎

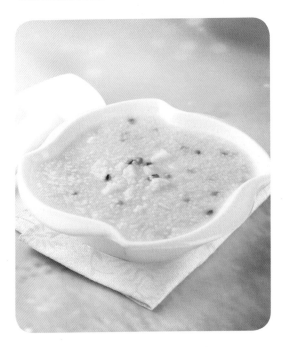

# 绿豆凉薯小米粥

● 原料　水发绿豆100克，水发小米100克，凉薯300克

● 调料　盐2克

● 做法

①将凉薯洗净，切成丁；绿豆、小米洗净。

②取一干净的砂锅，往砂锅中注入清水，烧开，倒入绿豆、小米，拌匀，烧开后用小火煮30分钟，至小米熟软，倒入凉薯，搅拌片刻，用小火再煮10分钟，至全部食材熟透，加入盐，搅匀调味。

③将煮好的小米粥盛出，装入汤碗中，稍晾凉即可食用。

# 薏米绿豆汤

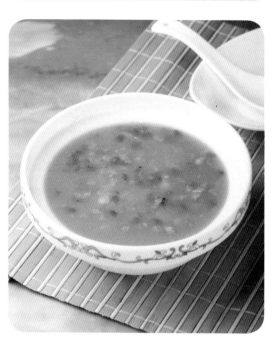

清热解毒、止带止痛

● 原料　水发薏米90克，水发绿豆150克

● 调料　冰糖30克

● 做法

①将薏米、绿豆洗净，取一干净的砂锅，往砂锅中注入适量清水，用大火烧开，倒入绿豆、薏米，烧开后用小火煮40分钟，至食材熟透，加入适量冰糖，煮至冰糖完全溶化，继续搅拌片刻，使汤味道均匀，关火。

②盛出煮好的甜汤，装入汤碗中，待稍凉即可食用。

# 白芍甘草茶

养血止血、清热解毒

● 原料　白芍15克，甘草8克

● 做法

①白芍、甘草分别用清水洗干净，沥干备用。

②取一干净的砂锅，往砂锅中注入适量清水，用大火烧开，倒入洗净的白芍、甘草，用小火煮10分钟，至药材析出有效成分，搅拌片刻。

③关火后把煮好的药茶盛出，装入杯中，稍晾凉即可饮用。

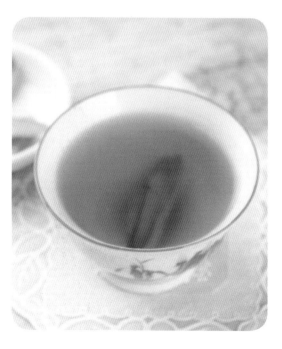

居家
中医疗法

中医认为，本病因不洁性交感染湿热毒邪，邪气侵犯下焦，灼伤外阴肌肤，从而出现外阴皮疹；继续发展，则出现湿热毒邪腐熟肌肤，化腐成脓；少数人因正气不足，驱邪无力，使疳疮久不愈合，日久耗伤气血。疾病早期，可以采用中药坐浴的方式，达到治疗的效果。

##  紫苏绿矾中药熏洗

● **材料** 紫苏120克，绿矾40克

● **操作方法** 将上述两药洗净，加入适量水煎煮，将煎好的药汤倒入指定的盆中，先熏蒸，待温度适中后坐浴。每日1次。

● **功效** 清热解毒。

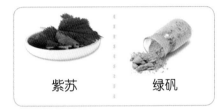

紫苏　　　　绿矾

##  中药熏洗方

● **材料** 金银花、荆芥各25克，蛇床子、白芷各30克，葱白2根

● **操作方法** 将上述诸药共为细末，每次15克，加水1500毫升，加葱白2根，同煎数沸，用盆盛水先熏后洗。

● **功效** 清热解毒、利湿，主治软下疳。

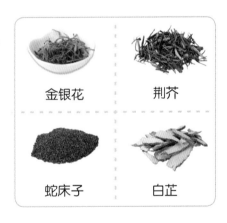

金银花　　　　荆芥

蛇床子　　　　白芷

##  四味中药敷贴法

● **材料** 青黛60克，石膏120克，滑石120克，黄柏60克

● **操作方法** 将上述诸药共为细末，每次15克，香油调涂。

● **功效** 清热解毒。

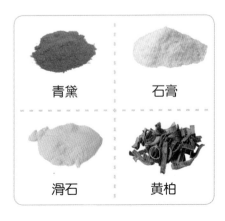

青黛　　　　石膏

滑石　　　　黄柏

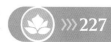
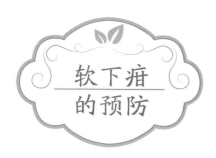

虽然近几年软下疳的感染率在下降，但并非已经消灭，其仍然是常见的性传播疾病之一。不洁性交极易引起软下疳。此病的积极预防很重要。

## 培养良好的卫生习惯

保持外阴清洁干燥，每日清洗内裤，清洗时使用个人的盆具，即使家人之间，洗浴盆具、毛巾也不宜互用，做到专人专用。患者用过的床单、被罩、手巾等都要放入水中加热煮沸消毒。患者用过的浴盆、马桶要用70%的酒精擦拭消毒。

## 积极治疗，定期复查

外阴肛门有可疑的红斑溃疡应及时就医诊治，积极配合医生的治疗，决不能讳疾忌医，并且治愈都要定期复查，以确保不再次复发。

## 性伴侣接受检查与治疗

凡是软下疳患者在出现症状前10天内，与其有过性接触的性伴侣，不论有无症状，都必须接受检查和治疗，不能采取逃避侥幸的心理，以免造成病情的延误，加重病情，更加难以治疗。

## 合理均衡的饮食

使营养需要与膳食供给之间保持平衡状态，热量及各种营养素满足人体生长发育、生理及体力活动的需要。清淡饮食，忌食刺激性食物。

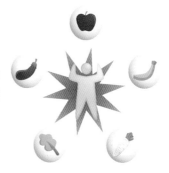

## 保持良好的心态

保持良好的心态，乐观的生活态度，并且积极参加户外运动，提高身体素质。规律的作息时间可以增加身体各个器官的免疫力，提高抵抗病毒和细菌的能力。

# 梅毒

梅毒是一种慢性传染性疾病，由梅毒螺旋体菌引起，是性病中比较严重的一种。90%的梅毒是通过性传播的，少数是通过非性交的方式感染，如输血、哺乳等。梅毒可分为先天梅毒与后天梅毒。早期包括潜伏期、一期梅毒和二期梅毒；晚期是指感染梅毒螺旋体，并发病两年以上的病例。梅毒在感染期间可以很快治愈，时间拖得越长，越难治愈。

**症状**

一般而言，梅毒分为三期：①一期梅毒：也叫硬下疳。与梅毒患者发生性关系后，经黏膜或皮肤擦伤处侵入人体，10～90天发病，于外阴、阴唇、阴道、宫颈、肛门、口唇或乳头等处出现无痛性单发红色炎性硬结，呈圆形或椭圆形，直径1厘米左右，表面呈表浅溃疡改变，边缘整齐，隆起。其特点是无疼痛、无触痛，不经治疗3～8周内症状消失，但并不意味着痊愈，而是进入二期梅毒。②二期梅毒：梅毒螺旋体已通过血行扩散至全身各个组织器官，出现全身性梅毒疹。主要表现在皮肤黏膜上，同时也会出现发热头痛、神经痛等。③三期梅毒：多是早期梅毒未经治疗或治疗不彻底发展而成。发生在感染后2～3年乃至10年，皮肤为树胶样肿，还可涉及骨关节、心血管，可出现骨梅毒、眼梅毒等神经系统疾病，严重者可危及生命。

**病因**

①不洁性生活：不洁性生活是感染梅毒的主要原因。梅毒患者的传播性强、感染率高，通常在感染后7～60天发病。

②外伤感染：梅毒病菌可经皮肤或黏膜上的破裂伤口侵入体内，经过潜伏数日，病菌繁殖到足够的数目便开始发病。

③非性交传染：主要是接触梅毒患者的分泌物或被污染的用具，如沾有分泌物的毛巾、衣被等。

④通过母体传播：患梅毒的孕妇可通过胎盘传染给胎儿，引起胎儿宫内感染，多发生在妊娠4个月后，导致流产、早产、死胎，或分娩胎传梅毒儿。

**危害**

①梅毒患者常主诉下部不适，生殖器出现溃疡、脓疱、斑疹等，分泌物增多，而且形成恐惧心理，影响正常生活。

②梅毒可导致主动脉炎、主动脉瓣闭锁不全、主动脉瘤等病症，还会损害骨骼系统，引起组织破坏，功能丧失，进而导致残疾或死亡，这是梅毒危害最严重的一种。

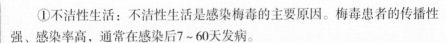

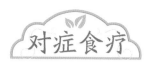

# 双白栀子粥

 清热解毒、止血消肿

- **原料** 白鲜皮20克，白术15克，栀子花20克，水发大米180克
- **调料** 白糖适量
- **做法**

①将药材、大米洗净；取一干净的砂锅，往砂锅中注入适量清水，用大火烧开，放入白鲜皮、白术、栀子花，烧开后用小火煮约20分钟，至药材析出有效成分，捞出白鲜皮、白术、栀子花，倒入大米，拌匀，煮沸后用小火煮约30分钟，至米粒熟软，加入适量白糖，略微搅拌片刻，再用大火续煮片刻。

②关火后盛出煮好的双白栀子粥，装入汤碗中即可。

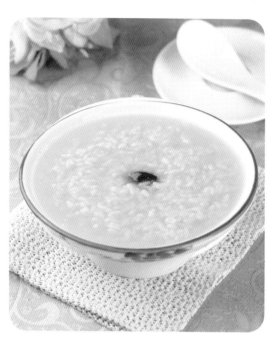

# 威灵仙桂圆薏米汤

 止带消肿、清热排脓

- **原料** 威灵仙10克，桂圆肉20克，薏米50克
- **做法**

①将薏米洗净，用清水浸泡半小时，捞出备用；威灵仙、桂圆肉洗净。

②取一干净的砂锅，往砂锅中注入清水烧开，放入威灵仙，用小火煮20分钟，至其析出有效成分，捞出药渣，倒入薏米、桂圆肉，拌匀，用小火煮30分钟，至食材熟透。

③关火后揭开盖，把煮好的汤料盛入碗中即可。

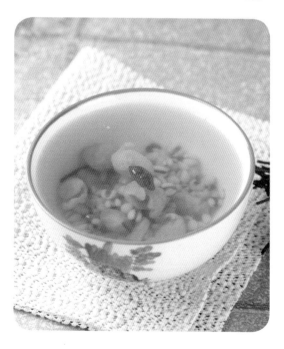

**清热解毒、止痛养颜**

# 金银花白菊萝卜汤

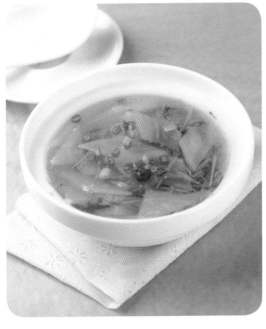

● **原料** 金银花8克，菊花8克，白萝卜200克

● **调料** 盐2克，食用油、葱花各适量

● **做法**

①将白萝卜洗净去皮，切成片；金银花、菊花洗净。

②取一干净的砂锅，往砂锅注入适量清水，用大火烧开，倒入金银花、菊花、白萝卜片，搅拌均匀，小火炖15分钟至食材熟软，放入盐，搅拌均匀，加入适量食用油，搅拌片刻，使味道更均匀。

③将煮好的汤盛出，装入碗中，撒上葱花即可食用。

**养血养颜、清热解毒**

# 香橙桂圆茶

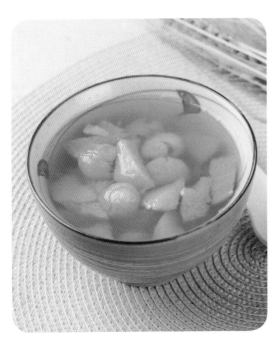

● **原料** 橙子1个，桂圆肉100克

● **做法**

①将橙子剥皮，果肉切块；桂圆肉用清水洗净，备用。

②取一干净的砂锅，往砂锅注入适量清水，用大火烧开，倒入切好的橙子和洗净的桂圆肉，搅拌均匀，转用小火炖15分钟煮至食材熟软，搅拌片刻，使味道更均匀。

③将煮好的茶盛出，装入碗中，放凉即可食用。

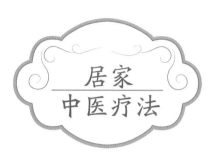

居家
中医疗法

梅毒的治疗强调早诊断，早治疗，疗程规则，剂量足够。药物治疗主要以西药为主，中医起到辅助的治疗作用。早期梅毒经彻底治疗可痊愈，消除传染性。晚期梅毒治疗可消除组织内炎症，但已破坏的组织难以修复。下面就介绍几个中医辅助治疗的方法。

 ## 中药熏洗

● **材料** 蛇床子60克，地骨皮30克

● **操作方法** 将上述药材洗净，加清水适量，浸泡10分钟，煎水取汁。放入患者专用浴盆中进行熏洗，每天2次，便后和睡前用。

● **功效** 燥湿杀虫，祛风止痒。

| 蛇床子 | 地骨皮 |

 ## 六味中药熏洗

● **材料** 蛇床子15克，百部12克，硫黄10克，雄黄10克，白矾10克，苦参10克

● **操作方法** 将上药洗净，加入适量清水，煎至沸后取下，先以热气熏患处，待水稍凉后外洗患处，每日1次。

● **功效** 杀虫灭虱，祛风止痒。

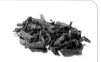
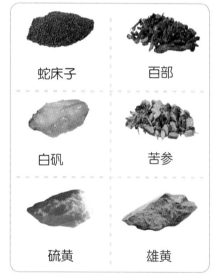

| 蛇床子 | 百部 |
| 白矾 | 苦参 |
| 硫黄 | 雄黄 |

 ## 四味中药熏洗

● **材料** 大青叶30克，马齿苋30克，蒲公英30克，败酱草30克

● **操作方法** 将上述药材洗净，加水3000毫升，用小火煎煮至水剩2000~2500毫升，离火后先用热气熏，待水温适宜后坐浴。每日2次。

● **功效** 清热解毒，消肿散结。

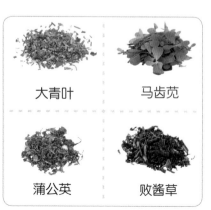

| 大青叶 | 马齿苋 |
| 蒲公英 | 败酱草 |

梅毒是一种十分严重的性传播疾病，可造成传染性和流行性，贻害家庭和后代及社会。一旦发现，应立即到正规医院性病专科诊治，梅毒是较难治愈的，有的经治疗后复发，或潜伏，或转入晚期梅毒。那么，日常生活中要怎样预防呢？

##  性伴侣要积极配合治疗

追踪病人的性伴侣，如果与梅毒患者有过性接触者，要及时到医院进行检查，出现感染要积极治疗。

##  正规献血

如果要献血，一定要到正规的采血点，在献血前必需做全面的血液检查，预防感染。如需输血，需要输血单位出示所输血液的检查证明，防止不必要的麻烦发生。

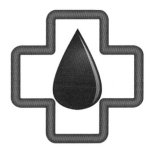

##  注意个人卫生

注意个人卫生，以免传染他人，同时保护自己。自己的内裤、毛巾及时单独清洗，煮沸消毒，不与他人同用一条毛巾或者同盆而浴。发生硬下疳或外阴、肛周扁平湿疣时，可以使用清热解毒、除湿杀虫的中草药煎水熏洗，如果自疗无效，则要及时到医院做梅毒血清试验。

##  避免妊娠

患者在治愈前应避免妊娠，对患梅毒的孕妇，应及时给予有效治疗，以防止病人将梅毒感染给胎儿。未婚的感染梅毒者，最好治愈后再结婚。

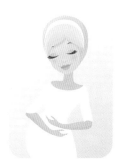

## 患者须隔离治疗

如果发现梅毒病人，必须进行强迫隔离治疗，病人使用过的衣物及用品，如毛巾、衣服、剃刀、餐具、被褥等，要在医务人员指导下进行严格消毒，以杜绝传染源。

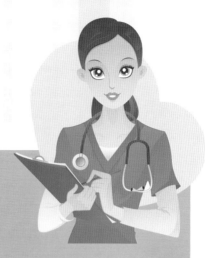

# Part 8

## 别不好意思，女人也会性功能障碍
# 常见女性性功能障碍的防治与食疗

　　女性性功能障碍是指女性个体在性反应周期中的一个或几个阶段发生障碍或出现与性交有关的疼痛，继而不能参与或不能达到其所预期的性关系，造成心理痛苦。包括性交疼痛、性欲障碍、性唤起障碍和性高潮障碍。性功能障碍不仅危害女性的身体健康，还会影响夫妻双方的感情和生活，进而造成不必要的矛盾。而大部分女性对于这个问题都避而不谈，觉得难以启齿，便形成了恶性循环。那么这些情况是怎么发生的，女性又要怎样避免呢？本章就来了解一下。

  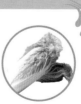

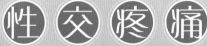

性交疼痛是指夫妻进行性交时未感到愉快而是不适甚至疼痛。疼痛部位主要在生殖器官，有时仅在外阴部，有时在阴道内，有的还影响到下腹部、腰部、背部，疼痛持续时间长短不等。疼痛或发生在婚后不久，或很久才发生，也有的到更年期才发生。性交疼痛可以在性交时发生，也可以在性交以后发生，甚至一直持续到性交后几小时或几天。

**症状**

①先天性生殖器发育异常，如处女膜肥厚、阴道闭锁等，疼痛为表浅性钝性撞击痛，伴有阴道插入困难。阴唇及阴道口粘连等，常有局部烧灼样痛、锐痛或撞击疼痛。阴蒂敏感时，疼痛呈牵拉性或接触性疼痛。子宫后倾或伴有子宫肌瘤，表现为月经前期深部性交疼痛。子宫内膜异位常致经前期性交疼痛，随性交动作而深部疼痛。慢性盆腔炎等盆腔病变时多为深部性交痛。膀胱炎时有随性交动作的阴道前壁性交痛。

②相伴的器质性疾病症状：有典型的经期下腹部疼痛病史，疼痛呈进行性加重，盆腔检查时有阴道后穹隆触痛、子宫或附件的压痛、宫颈举痛、摇摆痛等，有时可触及内膜异位形成的巧克力囊肿。

**病因**

①机械性刺激或损伤：在已知的患者当中，约半数以上的患病原因与性生活有一定的关系，自然或人工流产、诊断性刮宫以及分娩都可造成子宫颈损伤而导致炎症。

②病原体的侵袭：常见的病原体为支原体、衣原体、葡萄球菌、链球菌、厌氧菌等。

③化学洗剂的滥用：很多女性为了达到清洁目的，使用高浓度的酸性或碱性溶液冲洗阴道，或阴道置入腐蚀性药品，均可破坏阴道、宫颈组织，迫使阴道与宫颈内的pH值改变，内环境被打破，病原体伺机侵袭。

④阴道异物并感染：调查显示，宫内放置节育器的女性更容易患上宫颈炎，且放置时间越长，损伤程度越大，进而导致性交疼痛。

**危害**

①导致不孕：性交疼痛会引发对性生活的恐惧，还有可能是某些生殖疾病引发的，会使女性很难受孕。

②引起感染：性交疼痛往往是妇科疾病的前兆，可能预示着某些生殖器官的感染。

③影响性生活质量：性生活不合谐直接威胁家庭的稳定。

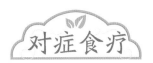

# 鹌鹑蛋牛奶

 宁心安神、消炎止痛

● **原料** 鹌鹑蛋3个，牛奶400毫升，枸杞少许

● **做法**

①将鹌鹑蛋连壳放入热水锅中，煮熟取出，待凉后剥壳，切成两半，放入碗中，备用；枸杞洗净。

②取一干净的锅，锅中放入牛奶，煮至沸腾后加入煮熟的鹌鹑蛋，续煮至沸腾，搅拌片刻，使鹌鹑蛋吸收牛奶的味道。

③关火将煮好的鹌鹑蛋牛奶盛出，装入碗中，放入枸杞点缀，待稍凉后即可食用。

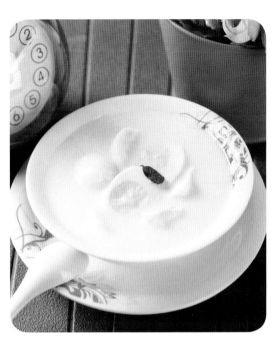

# 鳕鱼蒸鸡蛋

 清热消炎、补血止血

● **原料** 鳕鱼100克，鸡蛋2个

● **调料** 盐2克，食用油适量

● **做法**

①将鳕鱼清洗干净，切成小块，再剁成泥状；鸡蛋打入碗中，打散，搅匀，制成蛋液，备用。

②取一个干净的碗，倒入鸡蛋、鳕鱼泥，搅拌均匀，放入适量盐、食用油，搅拌均匀。

③把放有鳕鱼的碗放入烧热的蒸锅内，蒸约15分钟，至食材熟透，取出即可食用。

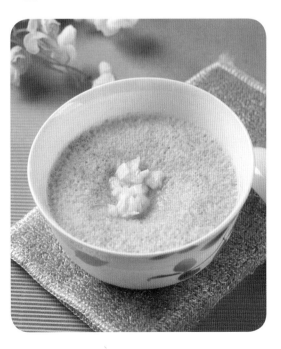

益气养血、补肾益精

# 圆椒桂圆炒鸡丝

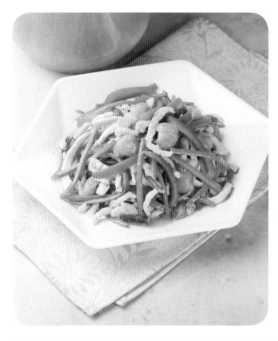

● **原料** 鸡肉200克，桂圆肉80克，圆椒50克，胡萝卜60克

● **调料** 盐3克，鸡粉各2克，生抽10毫升，水淀粉、食用油各适量，料酒20毫升，姜丝、蒜末各少许

● **做法**

①将鸡肉、圆椒、胡萝卜洗净，切丝，备用。

②鸡肉放入碗中，加入调味料，腌渍20分钟；向锅中注入食用油烧热，下入鸡丝，快炒至变色，盛出，备用。

③锅底留油加热，加入姜、蒜，大火爆香，加入料酒，拌匀，加入圆椒、胡萝卜、桂圆肉，炒匀，加入鸡丝、盐、生抽、鸡粉调味即可。

解毒止痛、养阴清热

# 南瓜百合莲藕汤

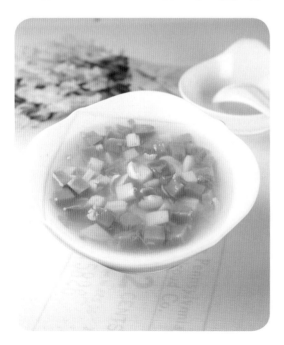

● **原料** 南瓜300克，莲藕200克，鲜百合40克

● **调料** 冰糖70克

● **做法**

①将莲藕洗净切成丁，南瓜洗净切成丁。

②向砂锅中注入清水烧开，放入莲藕丁、南瓜丁，烧开后用小火炖20分钟，至食材熟透，放入百合、冰糖，拌匀，再煮5分钟，至冰糖溶化，用勺拌匀。

③关火后将煮好的汤料盛出，装入汤碗中即可。

# 绞股蓝红枣粥

 清热解毒、益气补虚

● **原料** 红枣20克，绞股蓝8克，水发大米160克

● **调料** 红糖40克

● **做法**

①将红枣、绞股蓝、大米洗净；向砂锅中注入清水，烧开，放入绞股蓝、红枣，煮沸后用小火煮15分钟，至材料析出有效成分，捞出材料及其杂质，倒入大米，拌匀，烧开后用小火煮约30分钟，至米粒熟透，取下盖子，撒上红糖，拌匀，转中火煮片刻，至糖分溶化。

②关火后盛出煮好的红枣粥，装入碗中即可。

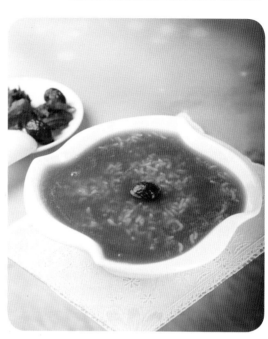

# 鲜藕枸杞甜粥

 滋补养性、补心益肾

● **原料** 莲藕80克，枸杞10克，水发大米150克

● **调料** 白糖20克

● **做法**

①将莲藕洗净切成丁；枸杞、大米洗净。

②向砂锅中注入清水烧开，倒入大米、莲藕，拌匀，烧开后用小火煮30分钟，至大米熟软，放入枸杞，搅匀，用小火续煮5分钟，放入白糖，搅匀调味。

③关火后盛出煮好的粥，装入碗中即可食用。

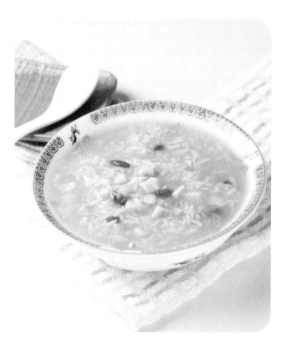

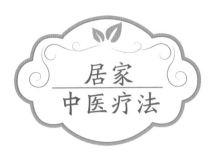

居家
中医疗法

治疗女性性交疼痛应该先弄清病因，根据不同病情和病因进行治疗。由精神心理因素引起的性交疼痛，应加强性知识的学习。由于疾病引起的疼痛，要积极地进行治疗，以免造成病情的延误，引发更严重的后果。

## 中药熏洗法

● **材料** 苦参50克，蛇床子、地肤子各30克，百部10克

● **操作方法** 将上述药材洗净，水煎，取药汁。先用清水或肥皂水将外阴及阴道冲洗干净后，用中药煎液先熏后洗。每日3次。每剂中药可连用2天，下次再用时将中药熬开即可，一般连用5剂。

● **功效** 利水渗湿，清热杀虫。

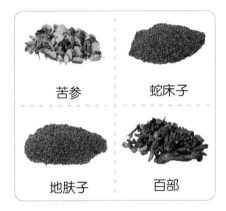

苦参　　蛇床子

地肤子　　百部

## 熏蒸坐浴法

● **材料** 苦参30克，川芎15克，透骨草30克，丹参15克

● **操作方法** 将上述中药洗净，加入适量清水，浸泡5～10分钟，水煎取汁，放入患者专用盆中，先熏蒸，再坐浴，每次20分钟，连续1周。

● **功效** 清热燥湿，杀虫利尿，适用于因盆腔炎所引起的性交疼痛

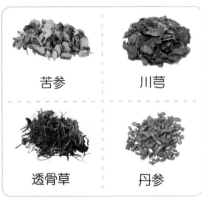

苦参　　川芎

透骨草　　丹参

## 四味中药灌洗

● **材料** 蛇床子20克，土茯苓30克，百部30克，苦参30克

● **操作方法** 将上述中药洗净，加入适量清水，浸泡5分钟，水煎冲洗阴道。每日1次，每次15分钟，连续应用5天。

● **功效** 凉血解毒，用以治疗阴道炎及宫颈炎所致的性交疼痛。

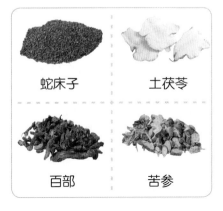

蛇床子　　土茯苓

百部　　苦参

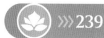
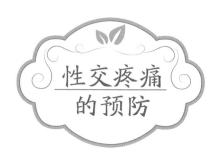

性交疼痛是很多女性面临的问题，但是碍于颜面，大都羞于开口。其实造成这种现象的原因有很多，为了保证和谐的性生活状态，要注意积极预防。那么，在日常如何避免性交疼痛呢？

 ## 避免性生活过度

避免性生活过度，减少性生活的次数。比如有些人性生活过于频繁，一天两到三次，这样特别容易造成一些局部组织充血过度，或者是慢性炎症得不到缓解而造成性交疼痛。所以应该避免性生活过度，合理安排性生活。

 ## 注意个人卫生

注意个人卫生，避免不洁性交引起的感染。内衣、内裤要及时清洗，选择专业的内衣除菌皂，清洗时要做到专人专盆，避免一些疾病的交叉感染，从而引发妇科疾病。近些年来性传播疾病有增长的趋势，这些都是造成性交疼痛的诱因。

 ## 戒除烟酒，忌劳累

避免性交疼痛还应该戒除烟酒，酗酒、吸烟，容易造成女性的尿道充血，在性生活的时候，也会出现性交疼痛。此外，还要养成良好的作息时间，避免太过劳累，保证合理的作息时间，有利于病情恢复。

## 合理进行性爱抚

许多妻子的性交困难与疼痛都是因丈夫第一次粗暴进入造成。性爱抚可以造成女性的高度性兴奋，稍微的疼痛常觉察不到。性爱抚的快感并无衡定标准，与心理因素以及生活经历、教养等有关，具体情况因人而异。

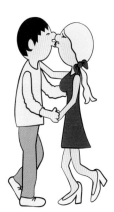

# 性唤起障碍

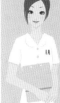

性唤起障碍又称性感缺乏或性乐缺失。主要特点是对性刺激完全无反应，或伴缺乏性快感和性满足。性唤起是指在准备性活动阶段由于心理刺激，如性幻想、被爱对象出现；生理刺激，如抚摸、接吻等一系列反应。性唤起通常是对女性而言，有更广泛而复杂的生理变化，包括阴道润滑、外生殖器肿胀、盆腔充血、乳房肿胀、乳头勃起等。

## 症状

①原发性性唤起障碍：从性生活一开始就未获得满意的性唤起生理反应。准备性生活阶段缺乏阴道润滑。

②继发性性唤起障碍：曾经对性刺激作出过某种程度的反应，并从中获得性乐趣，而以后则丧失性快感和性乐趣。准备性活动阶段曾经有过阴道润滑，而以后变得阴道干涩。

③完全性性唤起障碍：患者在任何性情环境中与任何性伴侣从未体验过性快感的乐趣。完全缺乏阴道润滑反应。

④境遇性性唤起障碍：某些妇女仅在特殊情况下对性刺激无反应，并在准备性活动阶段缺乏阴道润滑。

## 病因

①缺乏性知识、性技巧：主要包括缺乏适当性刺激，不了解女性性反应特点、缺乏交流技巧等。

②功能性因素：主要来自于情绪的影响如紧张、不安、焦虑、忧郁、不信任、畏惧、羞怯、内疚、厌恶、悲哀、敌意等，均可减少生殖器的血流量，从而导致性反应的缺失。

③分娩因素：主要原因是在分娩过程中出现巨大儿，使大、小阴唇及阴蒂受伤，这些部位含有丰富的神经纤维，在性刺激和性唤起中有重要作用。

④阴道炎、子宫内膜异位症等：会使女性在性交时感觉疼痛，慢慢对性交产生恐惧，继而发展为性唤起障碍。

## 危害

①长期的性唤起障碍，易引起女性在心理上对性生活的抵触心理，从而惧怕性生活。

②性唤起障碍还会影响夫妻双方的生活，也容易造成不孕。

# 泥鳅烧香芋

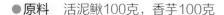

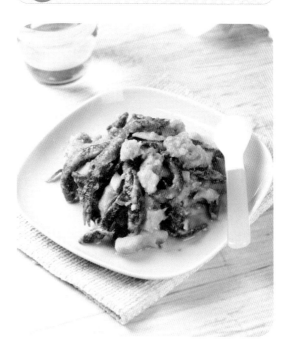

补中益气、益肾助阳

- **原料** 活泥鳅100克，香芋100克

- **调料** 盐5克，鸡粉2克，料酒20毫升，食用油、姜丝、葱花各适量

- **做法**

①将香芋洗净去皮切成块；泥鳅处理干净。

②向锅内注入清水，烧开，放入泥鳅，快速加盖，待泥鳅烫死后冲凉沥干，去内脏洗净；香芋用蒸锅蒸熟。

③向锅内注入食用油烧热，放入姜丝、泥鳅，用中火煎至稍黄，淋入料酒、清水、香芋块，用中火炖至汤稍白，放入盐、鸡粉调味，炖至食材熟透，撒上葱花即可盛出。

# 韭菜虾米炒蚕豆

补肾壮阳、杀菌消毒

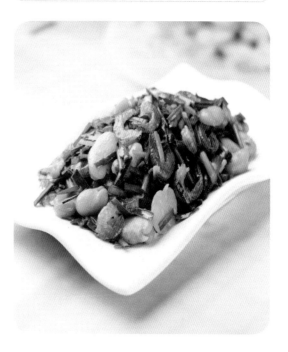

- **原料** 蚕豆160克，韭菜100克，虾米30克

- **调料** 盐3克，鸡粉2克，料酒5毫升，水淀粉、食用油各适量

- **做法**

①将韭菜洗净切成段；蚕豆、虾米洗净；向锅中注入清水，烧开，加入少许盐、食用油、蚕豆，搅匀，煮约1分钟，至食材断生后捞出，沥干水分，备用。

②用油起锅，放入虾米，用大火炒香，倒入韭菜，翻炒片刻，至其变软，淋入料酒、炒香、炒透，加入盐、鸡粉，炒匀调味，倒入蚕豆，快速翻炒片刻，至全部食材熟透，倒入水淀粉勾芡即可。

补肾益肝、益气补精

# 鲜菇烩鸽蛋

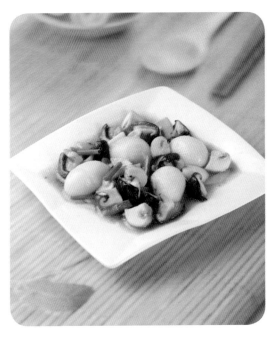

● 原料　熟鸽蛋100克，鲜香菇75克，口蘑70克

● 调料　盐3克，鸡粉2克，蚝油、料酒、水淀粉、油各适量，姜片、葱段各少许

● 做法

①将口蘑、香菇洗净切小块；向锅中注入清水烧开，放入口蘑、香菇，用大火煮至食材八成熟，捞出，沥干备用。

②用油起锅，放入姜、葱，爆香，倒入口蘑、香菇，炒至其析出汁水，放入熟鸽蛋、料酒，炒香、炒透，转小火，放入蚝油、盐、鸡粉炒匀，注入清水，煮至食材入味，待汤汁收浓，倒入水淀粉，勾芡即可。

 补肾益阴、补血安神

# 山药黑豆粥

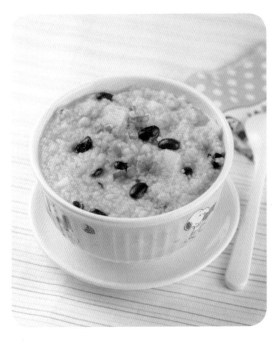

● 原料　小米70克，山药90克，水发黑豆80克，水发薏米45克

● 调料　盐2克，葱花少许

● 做法

①将山药洗净，去皮，切片，改切成丁；小米、黑豆、薏米洗净。

②向锅中注入清水，用大火烧开，倒入黑豆、薏米，拌匀，倒入小米，将食材快速拌匀，烧开后用小火煮30分钟，至食材熟软，放入山药，拌匀，续煮15分钟，至全部食材熟透，放入盐，调味。

③关火后将煮好的粥盛出，装入碗中，放上葱花即可。

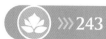
# 肉苁蓉黄精骨头汤

 补肾益精、补气养阴

- ●原料　猪骨500克，白果60克，肉苁蓉15克，黄精10克，胡萝卜90克

- ●调料　盐、鸡粉各2克，料酒适量，姜片25克

- ●做法

①将胡萝卜洗净，切成小块；猪骨剁块，洗净；白果、肉苁蓉、黄精洗净；向锅中注入清水烧开，倒入猪骨，煮沸，氽去血水，捞出，沥干。

②向砂锅中注入水烧开，倒入猪骨、肉苁蓉、黄精、姜片、料酒，烧开后用小火炖1小时，至食材熟透，放入胡萝卜块、白果，小火炖20分钟，至胡萝卜熟软，加盐、鸡粉调味即可。

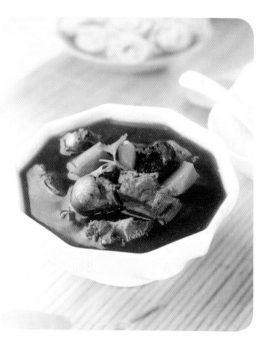

# 山楂双花淡菜汤

 补肝益肾、益精补血

- ●原料　山楂100克，水发淡菜100克，金银花、菊花各10克

- ●调料　食用油、葱花各适量，盐、鸡粉各2克，黄酒8毫升

- ●做法

①将山楂洗净，切成小块；淡菜、金银花、菊花洗净。

②向砂锅中注入清水烧开，放入金银花、菊花、山楂，用小火煮10分钟，至药材析出有效成分，将汤汁滤入碗中，备用。

③用油起锅，放入淡菜、黄酒，炒香，倒入汤汁、盐、鸡粉调味，焖煮2分钟，至食材入味，撒入葱花即可。

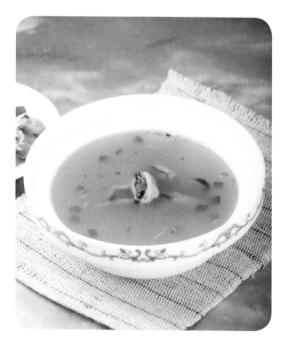

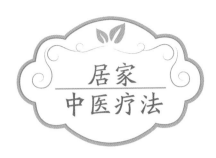

居家
中医疗法

有性功能障碍的女性多数性格内向，加之对性爱的羞涩和畏惧，常常产生心结。因此，当女性感到性冷淡时，不妨试一试中医的按摩手法配合一些运动动作。

##  按摩日月穴

- **取穴方法** 日月穴位于人体上腹部，乳头直下，第7肋间隙，前正中线旁开4寸处。
- **按摩方法** 用拇指按压日月穴，同时缓缓吐气，连压6秒钟，如此反复30次，如果稍加用力，则增强性能力的效果会更加。
- **功效** 提高性能力。

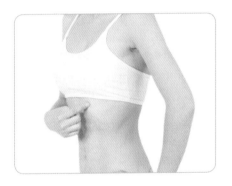

##  伸腿运动法

- **运动方法** 两手后撑，左腿屈立，右腿屈膝外展，平放床上，提臀，左腿外展，略伸直，然后右腿屈立，左腿屈膝外展，做相同动作。左右交替，重复做5次。
- **功效** 2～3个月内，可改善阴道周围的肌肉张力，女性的控制感觉与性欲高潮的质量。

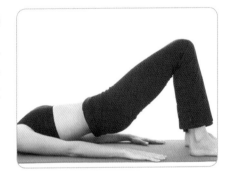

##  耻尾肌运动法

- **运动方法** 收缩、放松肛门，每日收缩肛门3次，每次收缩20～30下。
- **功效** 耻尾肌的锻炼主要是一个循序渐进的方法，先采用收紧—放松—再收紧—再放松，每次收紧和放松的时间比较短，大概1秒左右。具有加强骨盆肌反应能力，改善性功能及宫腔脏器功能的作用。

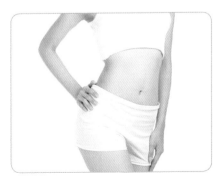

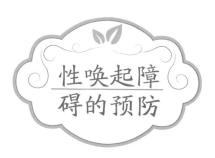

## 性唤起障碍的预防

在性生活中，许多女性都曾遇到过性唤起障碍的情况，偶尔发生关系不大，但若长期如此则会影响夫妻间正常的性生活，还会威胁到夫妻感情。想要避免这种情况出现，就要做到早预防。那么，在生活中该如何预防呢？

### 男性应温柔耐心

男性不了解性器官的解剖知识，不懂得性生活的规律，在初次性交时粗暴行事，使女方处女膜破裂时产生剧烈疼痛，或在没有激起女方性欲之前，阴道缺乏腺体分泌润滑的情况下强行性交，使女方痛苦万分，没能体会到性交的乐趣，反而造成恶性刺激。而且极有可能引起日后阴道有异常感觉，如阴道痉挛、阴道麻木、阴道疼痛，从而使女方对性生活产生厌恶情绪。为避免这样的情况，在进行性交时，男性应温柔耐心。

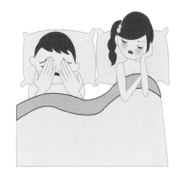

### 摒弃封建思想

个别女性缺乏性知识，并且受封建思想意识的影响，对性要求处于被动、应付的心理状态。女性应摒弃封建思想，性是夫妻双方的事。

### 预防妇科病

有一些女性因为患有妇科疾病，性交时疼痛难忍，肯定会对性生活产生抗拒。因此，平时要注意预防妇科病，得了妇科病要积极治疗。

### 提高性爱的渴望度

皮肤是一切知觉功能的基础，具有丰富的神经末梢。而女性性欲区远比男性广泛。除了外阴部、大腿内侧、乳房外、还有唇及全身多处皮肤区。男性的爱抚和拥抱对她们来说更有刺激性。在抚摸的同时可以伴随接吻，嘴唇是皮肤黏膜比较敏感的部位，通过接吻的刺激，进一步提高女性对性生活的渴望程度，从而使性爱得到升华。

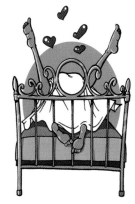

# 性欲障碍

性欲障碍又被称作性动力障碍和性驱力障碍，多因心理障碍和精神障碍产生，性欲障碍也常导致性欲亢进的发生。性欲障碍常常比表面上看起来复杂，许多人自己根本无力解决。但是如果积极治疗，大部分的障碍都是可以解决的。

## 症状

①性欲抑制：女方有性欲产生，亦有冲动，却因某种原因，不愿暴露，不愿表现与表达，处于抑制状态。

②性厌恶：对配偶有厌恶之心，不愿接触。也可表现为对性生活本身即有厌恶。

③神经性焦虑与性恐怖症：对将要进行的性生活，产生恐惧。或一提及，亦产生或发作神经性的不安与焦虑。若遇此种情况，必须仔细而耐心了解患者的病史与经历。

④性交后不适：不适的症状可有多种，如恶心、呕吐、头晕、头痛等。

⑤性交疼痛：包括外阴、阴道及下腹部疼痛。分为性交进行中与性交结束后疼痛。

## 病因

①年龄因素。

②精神因素：精神抑郁、恐惧心情、神经过敏症均可使性欲低下；受传统观念影响和婚前性行为的社会不认可性，使某些人从性生活中得到的不是心理满足而是压抑和罪恶感，从而引起性欲低下。

③健康情况：只有健康的身体才能维持正常的性欲。如患有疾病（如内分泌疾病、生殖器官的疾病及其他消耗性疾病），都足以令性欲大受影响。

④以往的性经验和社会经验：过去有愉快的性经验和社会经验的人，较易唤起性欲；反之，便较难唤起性欲。

## 危害

①导致女性提前衰老。

②导致内分泌失调，诱发多种妇科疾病。

③导致家庭的破裂。

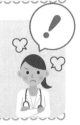

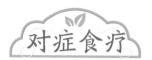

# 韭菜鲜虾粥

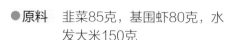 补肾壮阳、清热解毒

- **原料** 韭菜85克，基围虾80克，水发大米150克

- **调料** 盐、鸡粉各2克，食用油适量，姜丝少许

- **做法**

①将基围虾除去头、须，将背部切开，洗净；韭菜洗净切段；大米洗净。

②向砂锅中注入适量清水，烧开，倒入大米，拌匀，加入食用油，搅匀，烧开后用小火煮30分钟，至大米熟软，放入姜丝、基围虾，搅匀，用小火续煮5分钟，放入韭菜、盐、鸡粉，搅匀调味。

③关火后盛出煮好的粥，装入碗中即可食用。

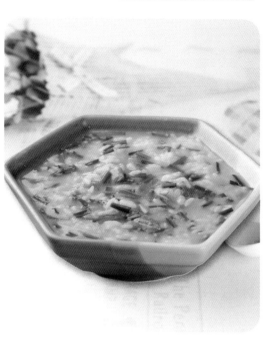

# 人参炒虾仁

 补肾益精、健脾益肺

- **原料** 人参2根，虾仁120克，洋葱50克，彩椒60克

- **调料** 盐3克，鸡粉2克，酱油10毫升，食用油、姜各适量

- **做法**

①将人参洗净，切成小段；洋葱洗净，切成块；彩椒洗净，切成块；姜洗净，切片。

②向锅中注入食用油，烧热，放入姜片，爆香，放入人参、虾仁、洋葱、彩椒，翻炒至其熟软，放入酱油、盐、鸡粉调味，翻炒片刻。

③关火盛出炒好的人参炒虾仁，放入盘中即可。

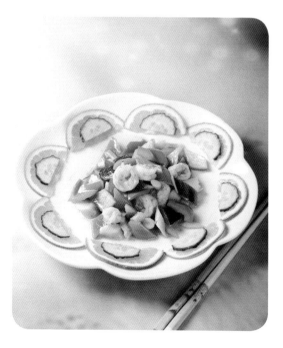

补肾温阳、行气理血

# 韭黄炒牡蛎

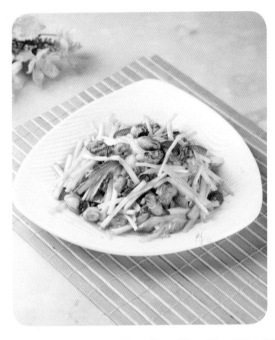

● **原料** 牡蛎肉400克，韭黄200克，彩椒50克

● **调料** 生粉15克，生抽8毫升，鸡粉、盐、料酒、食用油、姜片、蒜末、葱花各适量

● **做法**

①将韭黄洗净，切段；彩椒洗净，切条；牡蛎肉洗净。

②把牡蛎肉装入碗中，加入料酒、鸡粉、盐、生粉，拌匀；向锅中注入清水，烧开，倒入牡蛎，略煮片刻，捞出。

③热锅注油烧热，放入姜片、蒜末、葱花，爆香，倒入牡蛎，炒匀，淋入生抽，炒匀，倒入料酒，炒匀提味，放入彩椒，炒匀，倒入韭黄段，炒匀，加入鸡粉、盐调味即可。

补肾强腰、益气固精

# 海马炖猪腰

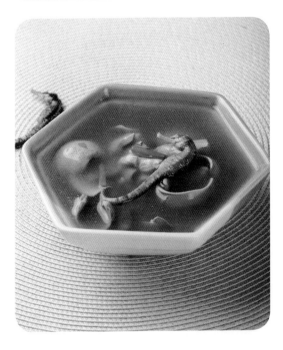

● **原料** 猪腰300克，猪瘦肉200克，海马8克

● **调料** 盐、鸡粉各2克，料酒8毫升，姜片25克

● **做法**

①将猪瘦肉洗净，切丁；猪腰洗净，切片；海马洗净。

②向锅中注入清水烧热，倒入猪腰、瘦肉丁、料酒，大火煮半分钟，余去血水，捞出，沥干。炒锅置火上烧热，倒入海马，用中火快炒，至其呈焦黄色，关火后盛出，装入盘中。

③向砂锅中注入清水烧开，倒入猪腰、瘦肉、海马、姜片、料酒，煮至食材熟透，加入鸡粉、盐，调味即可。

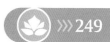
# 补骨脂炖牛肉

 补肾益精、强筋健骨

- **原料** 补骨脂6克，牛肉200克
- **调料** 盐、鸡粉各2克，料酒适量，姜片12克

● **做法**

①将牛肉洗净切成丁。

②向锅中注入清水，烧开，倒入牛肉丁、料酒，搅匀，煮至沸，氽去血水，将牛肉捞出，沥干水分，备用。

③向锅中倒入清水，烧开，倒入牛肉丁、姜片、补骨脂，拌匀，淋入料酒，煮至沸，用小火炖90分钟，至食材熟透，加入盐、鸡粉调味。

④关火后盛出煮好的汤料，装入汤碗中即可。

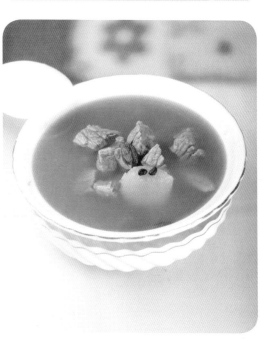

# 桑葚牛骨汤

 补脾益气、补肾益精

- **原料** 桑葚15克，枸杞10克，牛骨600克
- **调料** 盐、鸡粉各3克，料酒适量，姜片20克

● **做法**

①将桑葚、枸杞、牛骨洗净；向锅中注入清水，烧开，倒入牛骨，搅散，淋入料酒，煮至沸，捞出，沥干水分，备用。

②向砂锅中注入清水烧开，倒入牛骨、桑葚、枸杞、料酒，用小火炖2小时，至食材熟透，放入盐、鸡粉调味即可。

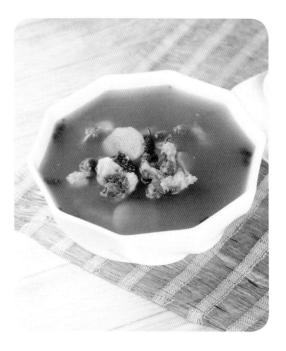

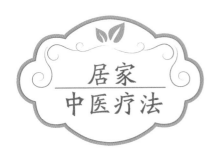

居家
中医疗法

对于性欲障碍，很多女性羞于开口，再加上对性爱的羞涩和畏惧，常常会产生心结。因此当女性产生性欲障碍时，可以配合一些床上的运动疗法，对性生活也是有很大帮助的。

## 双腿运动

●**运动方法** 仰卧位，屈膝，分开大腿，分开阴唇，将手放到大腿上，再移至大腿根，同时尽量屈膝屈髋，再慢慢伸直大腿。然后再次将双腿分开，微屈，左手放在左下腹部，肩胛放松，使大腿内侧肌肉有紧张感。膝部缓缓做圆周运动，直到大腿内侧出现快感。

●**功效** 增强女性对阴道、盆部肌肉的感觉，提高性欲。

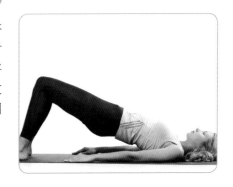

## 健身球运动

●**运动方法** 可平躺在健身球上，双膝微屈，两足分开60厘米，人往后躺，双手自然放松。吸气时将骨盆前推，呼气时将骨盆拉回，同时臀部尽量像后翘，如此重复做10次。

●**功效** 改善性生活。

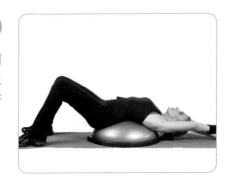

## 按摩涌泉穴

●**取穴方法** 取穴时，可采用正坐或仰卧、跷足的姿势，涌泉穴位于足前部凹陷处第2、3趾趾缝纹头端与足跟连线的前三分之一处。

●**按摩方法** 以个人能接受的强度按压此穴，可以每天坚持进行。

●**功效** 增强体力和精力。

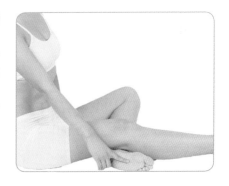

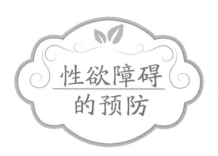

## 性欲障碍的预防

随着生活质量的逐渐提高，越来越多的现代人关注自己的性生活质量以及保健工作。女性的性欲障碍让人意识不到或者难以启齿。那么，在生活中究竟该如何预防呢？

### 共同培养性生活的乐趣

由于生活节奏的加快，许多人专注于紧张的工作和繁忙的家务，无暇顾及性生活，使自己本能的性欲无声地退化了。防治性欲低下需要夫妇双方的配合，共同培养性生活的乐趣。有经验的夫妻能正确调整性生活的规律，保证性生活的质量。

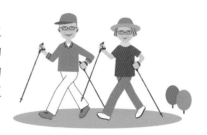

### 经常参加体育运动

健康的身体是和谐性生活的前提保证。经常参加体育运动，不但能提高身体素质，还能促进夫妻之间的感情。

### 和谐的夫妻关系

和谐的夫妻关系对防治性欲低下尤为重要，当遇到性生活不协调时，夫妻间应交流一下各自的性感受，帮助对方克服性生活中的消极因素。

### 谨慎服药

有些药物容易导致性功能下降，如镇静剂、降压剂、可卡因、酒精等可抑制人的性欲。因此，在服用这些药物时应多加注意。

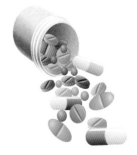

### 合理作息

规律的作息时间，有利于保持身体的精力旺盛。均衡的饮食，保障了体内营养元素的均衡。这两者都是和谐生活的前提保证。

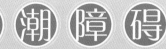

# 性高潮障碍

性高潮功能障碍又称性高潮障碍，性高潮缺乏或性感缺乏，是指女性性欲正常或较强，但在性活动时虽受到足够强度和时间的有效刺激，并出现正常的性兴奋期反应后，性高潮仍经常地延迟或缺乏，因而仅能获得低水平的性快感，很少或很难达到性满足。

**症状**

①功能性性高潮障碍：患者有精神、心理障碍史，虽有正常的性欲，但因性交方法不当、家庭关系不和、夫妻情感不好，而受到人为的心理抵触、抑制或影响，在性生活中不能达到应有的性欲高潮。此类患者常常在心情放松的情况下可以达到性高潮，而在心情抑郁时则不能达到性高潮。

②器质性性高潮障碍：性欲正常，既不亢进，也不低下，但在性交中始终达不到应有的性高潮与满足感。此外或伴有器质性疾病相应的症状。

**病因**

①长期精神压抑、郁闷：如精神上受到了强烈刺激，工作中遇到重大挫折，都会破坏女性的情绪，使她们在性生活中心不在焉，精力分散，或缺乏情趣，被动应付。

②有些女性因婚前有性行为或手淫等不良习惯，婚后有内疚感。自信心不足，对自己的身体形象不满意，也影响到性反应。

③童年和青春期有过创伤性的性经历，如遭强奸等，使女性心理上对性产生畏惧，有可能导致性反应能力受抑制。

④担心怀孕，或居住条件差，怕别人听到或看见，房事常常是"偷偷摸摸"地进行，或怕达不到性高潮，或怕达到性高潮时难以自制。

⑤体位不当，使女方感到不适或疼痛，因而产生性压抑情绪；有些女性手淫时可能产生性高潮，但性生活时却不能达到性高潮，这是因为丈夫缺乏必要的前戏使妻子达到性高潮。

**危害**

①长期缺乏性高潮的女性，其更年期较正常女性平均早来2～3年。长期缺乏性高潮同时也会严重影响雌激素的分泌，导致月经不调、痛经以及多种妇科病。

②长期无法达到性高潮的女性中，20%的人将导致乳腺癌，其发病年龄主要集中在48～58岁之间。

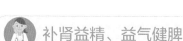
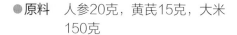

# 人参黄芪粥

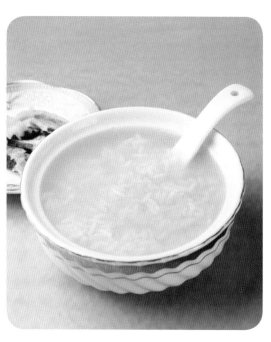

补肾益精、益气健脾

- **原料** 人参20克，黄芪15克，大米150克

- **做法**

①将大米洗净，用清水浸泡半小时；人参、黄芪洗净，备用。

②取一干净的砂锅，往砂锅中注入适量清水，用大火烧开，放入洗净的人参和黄芪，用小火煮约20分钟至药材析出有效成分。

③捞出人参和黄芪，放入大米，煮沸后用小火煮至大米熟软，拌匀。

④关火后盛出煮好的人参黄芪粥，装入碗中，待稍凉即可食用。

# 夜交藤乌鸡煲

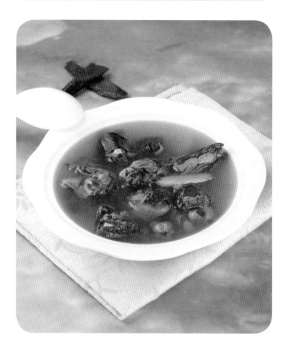

养心安神、补肾益气

- **原料** 乌鸡块400克，夜交藤20克

- **调料** 盐3克，鸡粉、料酒各适量，姜片、葱花各少许

- **做法**

①取一个隔渣袋，放入夜交藤，系紧袋口，制成药材包备用。

②向锅中注入清水，烧开，倒入乌鸡块，淋入料酒，煮沸，余去血水，捞出。

③向砂锅中注入清水，烧开，放入药材包、乌鸡块、姜片，淋入料酒，煮沸后用小火煲煮至食材熟透，加入盐、鸡粉，拌匀，转中火续煮至入味。

④关火后盛出煮好的乌鸡汤，装入碗中，撒上葱花即可。

固精缩尿、强壮补肾

# 金樱子黄芪牛肉汤

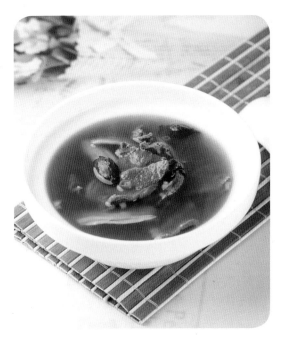

- **原料** 牛肉300克，金樱子、黄芪各15克

- **调料** 盐、鸡粉各2克，料酒适量，姜片、葱花各少许

- **做法**

①将牛肉洗净，切成片；药材洗净。

②向锅中注入清水，放入牛肉片，淋入料酒，拌匀，煮至沸，氽去血水，把牛肉片捞出，沥干水分，备用。

③向砂锅中注入清水烧开，放入姜片、药材、牛肉片、料酒，烧开后小火煮至熟，放入盐、鸡粉，拌匀调味。

④关火后把煮好的汤料盛出，装入碗中即可。

 补肾益精、滋养心肝

# 桂圆人参茶

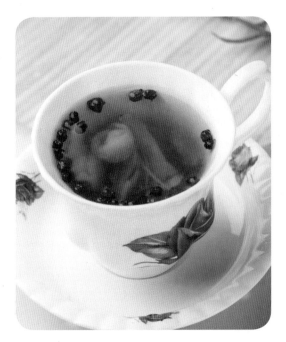

- **原料** 人参25克，桂圆肉30克，酸枣仁20克

- **做法**

①将人参、桂圆肉、酸枣仁分别用清水洗净，备用。

②取一干净的砂锅，往砂锅中注入适量清水，用大火烧开，放入洗净的人参、桂圆肉、酸枣仁，用小火煮约20分钟至药材析出有效成分，搅拌片刻使其味道均匀。

③关火后盛出煮好的汤汁，装入碗中，待稍凉后即可饮用。

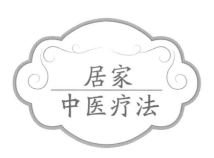
居家
中医疗法

　　导致性高潮障碍的因素除了心理上的阴影，还有一些身体上的疾病。中医治疗女性性高潮障碍主要本着疏肝、益气、活血、补肾、温补肾阳、滋补肾阴的原则。

## 吴茱萸蛇床子阴道纳药

● **材料**　吴茱萸30克，蛇床子（酒炒）30克

● **操作方法**　将上述两味药共为细末，炼蜜为丸，如枣核大。每次用1丸，用消过毒的纱布裹上，放入阴道内。用于下元虚冷，寒湿所致的性高潮障碍。

● **功效**　温补下焦，改善性高潮障碍。

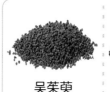

吴茱萸　　　　　蛇床子

## 按摩腰椎

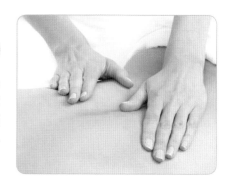

● **按摩方法**　病人取卧位，按摩者将双手搓热后，用双手大拇指紧按第二腰椎两侧，小幅度快速旋转腰部并向左右弯腰，同时有规律地用手指按摩刺激第二至第四腰椎。每次持续约5分钟，每天约2~3次。

● **功效**　提高性欲及性能力。

## 按摩足三里穴

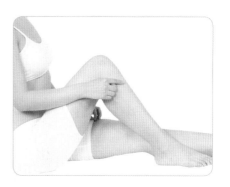

● **取穴方法**　取穴时，由外膝眼向下量4横指，在腓骨与胫骨之间，由胫骨旁量1横指，该处即是足三里穴。

● **按摩方法**　用双手拇指分别按摩两侧的足三里穴，适当用力按揉3~5分钟，早晚各1次，可长期坚持按摩。

● **功效**　扶住正气，提高性能力。

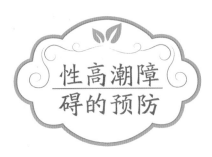

# 性高潮障碍的预防

导致女子性高潮障碍的原因很多，其中缺乏安全、舒适的性生活环境，性交时紧张、焦虑、恐惧、自卑等不良心理都是导致性高潮障碍的原因。性知识不足以及缺乏性爱技巧、性厌恶、性交疼痛等因素则更常见。那么怎样才能预防性高潮障碍的发生，提高性生活的质量呢？

##  消除消极性观念

消除消极性观念的影响。有些女性在青少年时期或幼年时期接受了不适当的性教育，产生了消极的观念，以潜意识的形式藏在心底，对成年时期的性态度和性行为产生影响。另外，缺乏对性生活的热情，自然不容易达到性高潮。

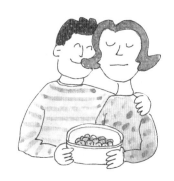

##  夫妻双方互相爱护

情感需求，即互爱，和谐的性生活首先要建立在夫妻双方稳定的情感基础上，只有在夫妻双方互相爱护的前提下，经过适当的刺激，夫妻双方才能共同达到性高潮。

##  提高女方的性兴奋度

性交前必须有一定的爱抚、拥抱、接吻时间，通常不少于10分钟，抚摸大腿内侧、阴蒂、阴道口、乳房等性敏感区往往能提高女方的性兴奋度，促其进入性高潮前的平台期，如能有节奏地吸吮女方乳头数十次以上，将明显地增加阴道的渗出及松驰，有利于插入，减少性交不适，防止出现性高潮障碍。

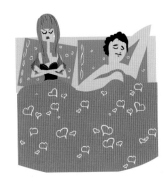

##  集中注意力在性爱上

女方一定要消除杂念，不要考虑与性爱无关的琐事，把注意力全部集中在阴部等性敏感区的感觉上，细细体会性交带来的快意，并主动迎合男方的动作，夹抱男方，必要时辅以性幻想，就会达到性高潮。